Fundamentals of
Biomedical
Engineering

医用工学の基礎

監修

土肥 健純

東京電機大学出版局

推薦のことば

　日本の医用工学の創始者である阪本捷房先生（東京大学名誉教授）は東京大学を定年退官後，東京電機大学第2代学長に就任されました。そして，これからの医療は医師と工学者の協力が必要であると考え，東京電機大学を医用工学の拠点校にしたいという強い夢を持っていました。

　そのため，マサチューセッツ工科大学（MIT）で生体磁気計測研究を行って帰国した直後の私と福井康裕先生，土肥健純先生の3名は学長室に招かれ，阪本学長の医用工学にかける夢をお聞きしました。そこで，福井・土肥グループが人工臓器等の研究，私は生体磁気計測の研究を行うことが決まりました。

　本書は，阪本学長の夢の一端を土肥特命教授を中心にして本学教員が情熱をかけて執筆されたものです。是非，拝読して頂きたいと願っています。

東京電機大学 名誉教授 第5代学長
小谷誠（工学博士）

　人間の生命や生活を支援するライフサポート工学技術（医用工学）は大きく進歩し，医療・福祉・環境・社会生活など広い範囲に応用され，その技術の発展は目覚ましいものがあります。東京電機大学では，1977年以来これらのライフサポート工学技術（医用工学）に関する公開講座（ME講座）を，社会に向けて毎年開催してまいりました。42年以上に及ぶこれらの講座を集大成して，基礎から応用まで幅広くまとめて執筆されたものが本書です。学生，企業の若手技術者，医療・福祉技術者，医師など，この分野に関心のある方々にとって，欠かせない必読書といえます。この機会に多くの方々が読まれることをお薦めします。

東京電機大学 名誉教授
福井康裕（工学博士）

刊行にあたって

　本書は，東京電機大学が採択された文部科学省「私立大学研究ブランディング事業」の一環として，医用工学を勉強する学生のために企画したものです。特に，医療機器を理解するのに必要な最低限の医学的内容，医療機器の原理，および最新機器の構造や使用方法などを分かりやすく解説したつもりです。医療機器は多岐にわたるため，そのすべてを網羅するのは不可能ですが，本書が理解できればその応用として，ほかの医療機器も理解できるものと思います。また，学生以外にも，医療機器に携わる職業に就いている方々のための参考書として役立つように心懸けました。当然，新たに医療機器の開発に携わる研究者にとっても，手頃な参考書になるはずです。

　現在の医療機器の修理やメンテナンスは，大型医療機器や高価な医療機器では，製造会社の専門家が迅速に対応していますが，過疎地の医院や病院にある一般的医療機器では，メンテナンスや修理体制を製造会社一社で対応するのは困難で，医療機器知識のあるチームで対応する必要があります。このことは我が国のみならず，アジアの国々に輸出した医療機器においても同様です。

　また，今後本書を英文のみならず東南アジアの国々の言語に翻訳し，出版することも検討しています。これは，日本の大学で学んだアジアからの留学生が，母国に戻った際，そこで医療機器のメンテナンスや修理を担当できるようにするためです。そのため，本書が修理やメンテナンスを担うアジアの留学生にとって，良き参考書になればと思います。さらに，その地域に密着した医療機器の開発に際しても，役立つものと期待しています。

　なお，本書は東京電機大学学術振興基金の援助を得て刊行しました。

東京電機大学　総合研究所　特命教授
東京大学　名誉教授
土肥健純

目 次

第1章 医用工学とは　*1*　　　　　　　　　　　　土肥健純

第2章 生体の電気的特性　*5*　　　　　　　　　　宮脇富士夫

- 2.1 刺激と興奮 …………………………………………………………… 5
- 2.2 活動電位と静止膜電位 ……………………………………………… 6
  - 2.2.1 細胞内の電位変化としての活動電位の計測　*6*
  - 2.2.2 膜電位とは　*7*
  - 2.2.3 静止膜電位と活動電位の電気生理学的検討　*7*
  - 2.2.4 細胞内液と細胞外液のイオン組成の違い　*9*
  - 2.2.5 活動電位発生と消褪過程に関与するイオン透過性と
    イオンチャネルの関係　*9*
  - 2.2.6 静止膜電位の電気化学的機構　*14*
  - 2.2.7 膜電位を推定する式　*17*
  - 2.2.8 Na^+-K^+ポンプの働き　*17*
- 2.3 神経細胞の特徴と興奮の伝導 ……………………………………… 19
  - 2.3.1 神経細胞のいろいろな呼び名　*19*
  - 2.3.2 神経細胞の構造　*19*
  - 2.3.3 興奮の伝導　*20*
  - 2.3.4 有髄神経における跳躍伝導　*22*
  - 2.3.5 伝導の3原則　*23*
  - 2.3.6 生体における興奮伝導のしくみ　*24*
- 2.4 興奮の伝達 …………………………………………………………… 25
  - 2.4.1 基本的なしくみと特徴　*25*
  - 2.4.2 一方向性伝達　*28*
  - 2.4.3 シナプス遅延　*28*
  - 2.4.4 疲労　*28*
  - 2.4.5 興奮の加重　*28*
  - 2.4.6 神経伝達物質　*31*

第3章 計測と信号処理　33　　　　　　　　土井根礼音

- 3.1 計測 …………………………………………………………………… 33
  - 3.1.1 計測と測定手法　33
  - 3.1.2 測定誤差　33
  - 3.1.3 有効数字　34
- 3.2 単位 …………………………………………………………………… 34
- 3.3 生体信号の種類 ……………………………………………………… 36
- 3.4 生体信号の処理 ……………………………………………………… 37
  - 3.4.1 標本化　37
  - 3.4.2 周波数解析　39
  - 3.4.3 フィルタ　43

第4章 生体の電気的計測　47　植野彰規 (4.1-4.4), 三井和幸 (4.5)

- 4.1 不分極電極 …………………………………………………………… 47
- 4.2 脳波測定 ……………………………………………………………… 48
  - 4.2.1 代表的な脳波　49
  - 4.2.2 睡眠と脳波　49
  - 4.2.3 特殊な脳波　50
- 4.3 筋電図 ………………………………………………………………… 50
- 4.4 眼電図（眼振図）……………………………………………………… 50
- 4.5 心電図 ………………………………………………………………… 51
  - 4.5.1 心臓の力学的仕事　51
  - 4.5.2 Stannius の実験と心臓のペースメーカ　51
  - 4.5.3 刺激伝導路　52
  - 4.5.4 心電図，Einthoven の三角形　53

第5章 生体磁気計測　59
　　　　　　　　　　　内川義則 (5.1-5.2), 田中慶太 (5.3-5.4)

- 5.1 生体と磁気 …………………………………………………………… 59
- 5.2 SQUID ………………………………………………………………… 61
- 5.3 生体磁気計測の特徴 ………………………………………………… 63
- 5.4 代表的な生体磁気計測 ……………………………………………… 65
  - 5.4.1 脳磁図　65

    5.4.2 心磁図　*67*
    5.4.3 その他の生体磁気計測　*68*

第6章　生体の物理化学的計測　*71*　　　土肥健純

- 6.1 血液と物理化学的計測 …………………………………………… *71*
- 6.2 血液の組成とpH ……………………………………………………… *71*
    - 6.2.1 血液の組成　*71*
    - 6.2.2 血液のpH　*72*
- 6.3 血液のレオロジー …………………………………………………… *72*
    - 6.3.1 レイノルズ数　*72*
    - 6.3.2 非ニュートン流体　*73*
    - 6.3.3 キャッソンの式　*73*
    - 6.3.4 血液の非ニュートン性　*74*
- 6.4 血圧計測 ……………………………………………………………… *75*
    - 6.4.1 拍動流　*75*
    - 6.4.2 血圧計測　*75*
- 6.5 血流計測 ……………………………………………………………… *76*
    - 6.5.1 電磁血流計　*76*
    - 6.5.2 超音波ドップラ血流量計　*77*

第7章　呼吸（肺機能）計測装置　*79*　　　荒船龍彦

- 7.1 パルスオキシメータ ………………………………………………… *79*
- 7.2 カプノメータ ………………………………………………………… *80*
    - 7.2.1 計測方法　*81*
    - 7.2.2 計測するしくみ　*81*

第8章　生体計測・分析におけるMEMS　*83*　　　桑名健太

- 8.1 MEMSとは …………………………………………………………… *83*
- 8.2 生体計測・分析・その他医療分野におけるMEMS ……………… *84*

第9章　医用画像　*87*　　　鈴木真

- 9.1 X線，X線CT ………………………………………………………… *87*

- 9.1.1 X線の発生原理　*87*
- 9.1.2 X線画像　*88*
- 9.1.3 X線CT　*89*

9.2 MRI ……………………………………………………………… *93*
- 9.2.1 磁気共鳴現象　*93*
- 9.2.2 MRIの撮影原理　*95*

9.3 超音波画像 …………………………………………………… *97*

9.4 その他の医用画像 …………………………………………… *100*
- 9.4.1 核医学画像　*100*
- 9.4.2 機能的MRI　*102*

9.5 医用画像データベース ……………………………………… *102*

■ 第10章　人工臓器　*105*　　矢口俊之（10.1.1-10.1.2）
本間章彦・住倉博仁（10.1.3-10.1.6），土肥健純（10.2）

10.1 循環系人工臓器 ……………………………………………… *105*
- 10.1.1 人工弁　*105*
- 10.1.2 人工血管　*107*
- 10.1.3 人工心肺装置　*110*
- 10.1.4 人工肺　*114*
- 10.1.5 ペースメーカ　*117*
- 10.1.6 人工心臓　*120*

10.2 代謝系人工臓器 ……………………………………………… *125*
- 10.2.1 人工腎臓　*125*
- 10.2.2 補助肝臓　*130*
- 10.2.3 血液浄化療法　*132*
- 10.2.4 人工膵臓　*133*

■ 第11章　治療器　*135*　　桑名健太（11.1.1-11.1.4, 11.1.6）
土肥健純（11.1.5, 11.2.1, 11.2.3），土肥健純・廖洪恩（11.2.2）
土肥健純・桑名健太・小林英津子（11.2.4-11.2.5），荒船龍彦（11.3）

11.1 内視鏡治療 …………………………………………………… *135*
- 11.1.1 内視鏡の種類　*135*
- 11.1.2 光ファイバ　*136*
- 11.1.3 軟性内視鏡を用いた治療　*138*

  11.1.4 内視鏡外科治療 *138*
  11.1.5 腹腔鏡下手術 *139*
  11.1.6 内視鏡の高機能化 *140*
 11.2 コンピュータ外科 …………………………………………………… *143*
  11.2.1 医用三次元画像の再構成 *144*
  11.2.2 三次元医用画像表示 *145*
  11.2.3 インテグラルフォトグラフィ *146*
  11.2.4 外科医の新しい手 *148*
  11.2.5 手術支援ロボット研究の現況 *150*
 11.3 インターベンション ………………………………………………… *156*
  11.3.1 インターベンションとは *156*
  11.3.2 冠動脈インターベンションの方法とデバイス *156*
  11.3.3 その他のインターベンション *158*
  11.3.4 最近のPCIの動向 *159*

■第12章 医用材料 *163* 平栗健二・大越康晴

 12.1 人工材料 ……………………………………………………………… *163*
  12.1.1 金属材料 *164*
  12.1.2 セラミックス *166*
  12.1.3 高分子材料 *168*
 12.2 生体適合性材料 ……………………………………………………… *169*
 12.3 血液適合性材料 ……………………………………………………… *170*
  12.3.1 血液凝固系 *171*
  12.3.2 抗血栓性材料の設計 *172*

■第13章 手術用機器と安全性 *175* 荒船龍彦

 13.1 麻酔器 ………………………………………………………………… *175*
 13.2 電気メス（電気手術器） …………………………………………… *176*
  13.2.1 構成 *176*
  13.2.2 切開モード *177*
  13.2.3 凝固モード *177*
 13.3 滅菌器 ………………………………………………………………… *178*
  13.3.1 高圧蒸気滅菌器（オートクレーブ） *178*
  13.3.2 ガス滅菌器 *178*

13.3.3　乾熱滅菌器　*178*
　13.4　人工呼吸器 …………………………………………………………………… *179*

■第14章　支援機器　*181*
　　　　　　　　　　　土肥健純（14.1-14.3），大西謙吾（14.4-14.5）

　14.1　福祉工学 ……………………………………………………………………… *181*
　14.2　日本の高齢社会 ……………………………………………………………… *182*
　　　14.2.1　若年障碍者と高齢障碍者　*182*
　　　14.2.2　健常高齢者　*183*
　　　14.2.3　介護に対する工学的支援　*183*
　14.3　福祉機器開発 ………………………………………………………………… *184*
　　　14.3.1　機器開発の優先度　*184*
　　　14.3.2　開発が期待される福祉機器　*186*
　　　14.3.3　実用化とキーテクノロジー　*187*
　14.4　支援機器と健康 ……………………………………………………………… *188*
　14.5　日常生活支援機器 …………………………………………………………… *190*
　　　14.5.1　自助具　*191*
　　　14.5.2　ベッド，姿勢保持機器　*192*
　　　14.5.3　移動支援機器　*194*
　　　14.5.4　通信機器と電子支援機器　*197*
　　　14.5.5　義肢装具　*198*
　　　14.5.6　生活支援ロボット　*200*

■第15章　育児工学　*203*　　　　　　　　　　　　　　　　　　　　鈴木真

　15.1　保育・育児と工学技術 ……………………………………………………… *203*
　15.2　子どもを対象とした計測 …………………………………………………… *204*
　15.3　子どもの計測に関する研究事例 …………………………………………… *205*
　15.4　計測データの利用に関する研究事例 ……………………………………… *207*

テクニカルターム集 ……………………………………………………………………… *209*
索引 ………………………………………………………………………………………… *221*
監修者紹介・著者紹介 …………………………………………………………………… *229*

第1章 医用工学とは

　この世に生を受けたものには，必ず死が訪れる。人間も同様であり，さらに生まれてから死ぬまで，病気も怪我もしないヒトはまずいない。また，ヒトに限らず健康であることを望むのは当然で，病気や怪我をしたときは，早く元どおりに元気に生活できるように望むものである。これは，古代の祈祷による治療から現代の高度先端治療にいたるまで，その根底にある希望・期待はどの時代においても同じであり，かつ将来もそのことは変わらない。すなわち，病気や怪我の具体的治療法は，有史以前に普及していた祈祷という非科学的な方法から，薬草などの経験による治療方法，そして科学的根拠に基づく現代医学にいたるまで時代とともに大きく変化している。すなわち，人類は医学において，その時代で利用しうる最高の知識や技術を用いて治療してきたといえる。このように，人間が存在し，科学技術が進歩発展する限り，人間の生命支援に深くかかわる研究は尽きることはない。

　医療や健康管理など人間の生命や生活に関係する工学分野は「医用工学（Biomedical engineering）」といい，なかでも治療にかかわる分野が「医療工学（Medical engineering）」である。一方，人間が日常生活を営むうえで支障をきたすような生体機能の低下や喪失に対して，それを支援する工学的技術分野を狭義の「福祉工学（Assistive engineering）」という。さらに社会活動などの分野まで広範囲に支援する分野は広義の「福祉工学」という。この医療工学と福祉工学（狭義と広義）は，広く人間の生命と生活にかかわることを支援するため，両者を併せてライフサポートテクノロジー（Life support technology）とよんでいる（図1.1）。このライフサポートテクノロジーは，我が国のような少子高齢社会（Aged society with a decreasing birthrate）にとって欠かせない技術である。

(1) 生命支援技術（医療工学）

　このうち医療工学分野は，病気や障碍を克服し，かつ健康を維持するといった人間が生命活動を営むうえで必要な支援分野である。生命支援技術

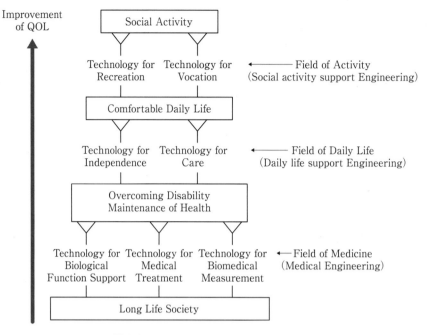

図 1.1 Life support technology and QOL

（Medical support technology）を目的別に分類すると，生体機能代行補助技術，治療支援技術，および生体計測技術の3種類に大別される。また，この基本的な3種類の技術は，外科系診療，内科系診療，リハビリテーション，一般検査などの臨床分野においてそれぞれ活用されている。これらの病気や障碍が治療により治り，通常の生活を営めるようになったヒトは，このあとの支援が不要となる。そのため，この分野における治療支援機器の開発意義はきわめて大きいといえる。

(2) 生活支援技術（狭義の福祉工学）

生命活動は維持されても日常生活や社会活動に支障のある障碍者や高齢者に対しては，人間としての生活の質（QOL）の向上を支援する必要が生じてくる。なかでも，高齢者や障碍者自身の生活支援分野においては，その使用者が介護者か被介護者かにより介護支援技術（Care support technology）と自立支援技術（Independence support technology）とに分けられる。この支援対象2分野には，Self Care，排泄，移動・移乗，介護外労働などの生活支援技術（Daily life support technology）が必要となる。なお，長寿社会では，まず高齢者の自立を考えるべきであり，そのための自立支援機器も介護支援機器と同様に開発の重要性を強く認識する必要が

ある。これは高齢者の自立の部分が多ければ多いほど，介護者の肉体的，精神的，および時間的負担が少ないという当然の理由による。

(3) 社会参加支援技術（広義の福祉工学）

　高齢者自身が仕事，娯楽，趣味などの社会活動に参加し，彼らの老後の精神的質の高揚と生きがいを支援する分野がある。この社会参加支援分野としては，就労支援技術（Vocational support technology）と余暇支援技術（Recreation support technology）の2種類に大別される。この支援対象2分野に共通な社会参加支援技術（Social activity support technology）としては，運動・移動機能，コミュニケーション，環境整備などがある。さらに，高齢者にとって，社会活動をすることで，健康寿命を延ばす効果が期待できるため，高齢化社会ではきわめて重要な分野といえる。この生活支援や社会参加支援は，20世紀前半まで医療に比べて重要視されてこなかったが，20世紀後半から先進国，とくに北欧や我が国のように少子高齢化が進むに社会においては，医療技術と同様に重要視され最先端技術を駆使するようになってきた。

第2章 生体の電気的特性

2.1 刺激と興奮

　生体の電気的特性を語るうえで刺激（Stimulation）と興奮（Excitation）という表現は避けて通れないが，日常用語としてふつうに使われている表現でもある．辞書で定義を調べても，日常用語としても専門用語としてもどの辞書の定義も非常に曖昧である．たとえば，生物学あるいは生理学の定義として，刺激とは生体を活動（興奮）状態にさせるもの，興奮とは刺激によって静止状態から活動状態になること，となる．そこで，この表現が専門用語としてどのように使われはじめ，現在どのような文脈で使用されているのかも織り交ぜて，刺激と興奮について解説する．

　生体は外界からの種々の刺激によってさまざまに反応すると生理学では表現される．この表現は生体を構成する個々の細胞に視点を変えても同様に使われ，個々の細胞はその周辺からの刺激によって反応すると表現される．生体は多種多様に分化（Differentiation）した細胞の集合体であり，その反応の仕方もさまざまであるため，その反応を引き起こす刺激も化学物質であったり，光・熱・圧・音・電気といった物理的エネルギーであったりとさまざまである．しかし，この刺激に対する応答様式の知見が蓄積されるにつれ，対象が1個の細胞ではなく複数の細胞が連鎖的に反応する場合には，刺激を受けて反応した最初の細胞が次の細胞を反応させるために放出したものには，刺激ではなくシグナル（Signal）などという表現が使われるようになった．細胞が応答して出力するものには何らかの情報が含まれているのではないかという意味で，この表現が使われるものと思われる．一方，現在では刺激という表現にはこのようなニュアンスは含まれず，無色透明な意味合いで使用したい場合，あるいは反応を起こさせるために人為的・意図的に与えるという意味合いで使用したい場合に使われているように思われる．

　この刺激という表現が生理学のどの段階から使われはじめたのかまでは

調べてはいないが，神経活動を電気的に計測する試みがはじまった1920～30年代の研究論文には，刺激（Stimulation）や興奮（Excitation）という表現が専門用語的ではなく日常用語的に使われている。当時の研究方法を少し述べる。対象となった神経は単独の神経細胞（Neuron）ではなく多数の神経細胞の軸索（神経細胞の出力用の突起）が束になり形づくられている末梢神経（Peripheral nerve）であり，カエルの坐骨神経などが使用された。神経（Nerve）の表面（外側）からコンデンサにより電気を流し，それが末梢神経をどのように伝わっていくのかを他の部位で計測するという手法であった。神経活動を引き起こすものが電気であり，さらに電流もある値以上流さなければ神経活動は引き起こされないことなどから，刺激という日常的に使われている表現が自然でふさわしかったように思われる。

さらに，この電気刺激（Electrical stimulation）によって引き起こされる神経の反応に対しても興奮という日常表現が使われている。そしてこの興奮が，末梢神経の表面で立ち上がりが急峻で振幅が約1～数mV程度の電位変化として計測されるにいたって活動電位（Action potential）という表現が使われはじめた。また，立ち上がりの急峻な活動電位が刺激部位から波のように伝わってくるさまから，インパルス（Impulse）という表現も使われていた。以上から，今日でも興奮とは活動電位を発生することという定義が，すべてではないが一般的であるように思われる。

ちなみに，活動電位を発生する能力のある細胞や組織はそれぞれ興奮性細胞，興奮性組織と総称され，これに該当する細胞は神経細胞，筋細胞（心筋，骨格筋，平滑筋），内分泌腺の細胞，卵細胞などである。その後，心臓や脳の中を活動電位が伝わるさまを体外から計測する試みがなされ，この心電や脳波の計測が医学と工学の境界領域を研究する医用工学分野創成のきっかけとなった。

2.2 活動電位と静止膜電位

2.2.1 細胞内の電位変化としての活動電位の計測

1930年代の終わりに行われたHodgkinとHuxleyの有名な研究によって，活動電位を多数の軸索の束の表面電位変化ではなく，1個の神経細胞内の電位変化として捉えることが可能となり，電気生理学のその後のめざましい発展に寄与した。計測技術が発達した今日でも哺乳類の神経細胞内

の電位を計測するのは容易でない。1930年代当時にこれを計測可能にするために巨大な神経細胞をもつヤリイカに彼らは着目した。ヤリイカの軸索は直径が約0.5 mmと太いため，計測用電極であるガラス毛細管が刺入可能であった。軸索内にこの計測用電極を刺入し，軸索の外側にもう1つの計測用電極を設置し，この2つの電極間の電位差を計測することによって，活動電位を細胞内の電位変化として捉えた。また，興奮していないときの細胞内電位も計測し，彼らはこれを静止電位（Resting potential）とよんでいたが，その後は静止膜電位（Resting membrane potential）ともよばれるようになった。

2.2.2 膜電位とは

細胞は細胞膜で覆われているが，細胞外に電極を1つ置き，もう1つの非常に細い針状の電極で細胞膜を刺し貫いて細胞内の電位を計測すると，動物，植物，微生物を問わずどの細胞もすべて細胞内の電位が細胞外よりも低いことがわかった。すなわち，細胞外の電位をゼロとすれば，細胞内の電位はマイナスである。細胞の種類によってさまざまな値をとるが，動物細胞の膜電位は $-200 \sim -20$ mVの間にあるとされる。

細胞質内は導電性物質が主であり，細胞内のどの部位の電位も等しい（等電位の）状態にあるとみなされる。一方，細胞膜は非導電性物質である脂質から主として構成され，基本的には電気的絶縁体の性質をもっているため，細胞内外で計測された電位差は薄い細胞膜を挟んで存在する電位差と見なされ，膜電位（Membrane potential）とよばれるようになった。

膜電位は，膜の片側の陽イオンの数が陰イオンよりわずかに多く，膜の反対側ではその逆の状態にあるとき，すなわち，膜の内外での電荷量に差があるときに生じる。また，この状態は，非常に薄い細胞膜（厚さ8〜10 nm）を介してそれぞれ余剰の陽イオンと陰イオンが電気的に引き付けあっており，正の電荷と負の電荷が微小な距離だけ離れて存在しているように見なすことができるため，分極（Polarization）状態にあるとも表現される。

2.2.3 静止膜電位と活動電位の電気生理学的検討

非興奮性細胞の膜電位はほとんど変化しないが，興奮性細胞は非興奮時と興奮時とでは膜電位が大きく異なりそれぞれ静止膜電位，活動電位とよばれる。さらに，興奮性細胞でも静止膜電位の値や活動電位の振幅および持続時間は異なるので，ここでは神経細胞を例に解説する。

神経細胞の静止膜電位は教科書的には $-70\,\mathrm{mV}$ とされる。この神経細胞内に2本の細い針電極を刺入し，一方で電位計測，他方で電気刺激する。刺激用電極で細胞外から細胞内にあまり大きくない電流を短時間流すと，$-70\,\mathrm{mV}$ であった静止膜電位がゼロ方向に上昇する。このとき細胞膜の分極状態が消える方向に電位が変化するため脱分極（Depolarization）とよばれる。刺激電流値が小さく短時間である間はこの脱分極は自然に消失し，もとの静止膜電位に戻る。また，静止状態にある細胞に細胞内から外に向かう電流を流すと，膜電位は静止膜電位よりも深くなる（マイナスが大きくなる）ため，過分極（Hyperpolarization）とよばれる。これも電流を流すのを止めると自然にもとの静止膜電位に戻る。

　次に，細胞外から細胞内に流す電流を大きくし，ある膜電位まで脱分極させると，一気に膜電位はゼロを超えてプラスになり（オーバーシュート：Overshoot），約2ミリ秒後にふたたびもとの静止膜電位に戻るような劇的な変化を示す。このような劇的な膜電位の変化を活動電位とよぶ。このオーバーシュートが消褪する過程はふたたびもとの分極状態に戻るため再分極（Repolarization）とよばれる。以上のように，活動電位の発生はある値の閾（膜）電位〈Threshold (membrane) potential〉にまで脱分極が進まなければ起こらないので，このことを全か無かの法則[*1]〈All-or-none (nothing) law〉とよぶ。

　活動電位という大きな電位変化の原因は細胞膜のイオンを通す性質（イオン透過性 Ion permeability）が大きく変化するためで（図2.1），まずナトリウムイオン（Na^+）が細胞外から内に移動し，少し遅れてカリウムイ

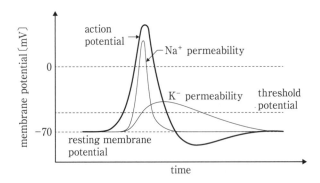

図2.1　Temporal change in permeabilities of Na^+ and K^+ during an action potential

---

[*1] いわば1か0かの応答であるため，神経細胞はアナログ的ではなく，ディジタル的な反応をすると表現される。しかし，シナプス後電位（2.4.1項）はアナログ的な変化を示すので，神経細胞の応答がすべてディジタル的と考えてはいけない。

オン（K^+）が細胞内から外に移動するためとわかった。Na^+ も K^+ も陽イオンであるのでそれぞれ Na 電流，K 電流とよばれ，それぞれの電流の流れやすさ（コンダクタンス）が変化することが活動電位の発生と消褪のしくみであると電気生理学的に解釈された。さらに Na 電流は短時間に消失するが，K 電流は消失せず静止状態でも持続することがわかった。

2.2.4 細胞内液と細胞外液のイオン組成の違い

静止膜電位や活動電位の形成を理解するには，細胞の内と外でイオンの濃度に大きな差があることを知る必要がある。まず，生体内に存在する液体のことを体液とよぶが，約 25% は細胞外に，残りの約 75% は細胞内に分布し，それぞれ細胞外液（Extracellular fluid），細胞内液（Intracellular fluid）と総称される。ちなみに，細胞外液の 70% 以上は細胞と細胞の間に存在する間質液（組織間液）であるが，残りは血管内を流れる血液の液体部分（血漿 Plasma）である。

細胞外液の中で圧倒的に濃度が高いイオンは Na^+ であり，K^+ の濃度は低く，Na^+ の約 3% 程度にすぎない。一方，細胞内液の中で最も濃度の高いイオンは K^+ であり，Na^+ はその 1/10 以下である。このように，とくに Na^+ と K^+ は細胞内外の濃度差が大きく，それぞれの濃度差（濃度勾配 Concentration gradient）に従って Na^+ は細胞内に流れ込もうとし，K^+ は細胞外へ流れ出ようとする状態にある。さらに，神経細胞の静止膜電位は約 -70 mV であるため，細胞内外には約 70 mV の電位勾配（Potential gradient）があり，陽イオンである Na^+ はこの電位勾配に関しても細胞内に流れ込みやすい状態にある。一方，陽イオンである K^+ が細胞外に流れ出るにはこの電位勾配に逆らわなければならない。要するに Na^+ も K^+ も電位勾配とそれぞれの濃度勾配〈化学的勾配（Chemical gradient）とも表現される〉の合算である電気化学的勾配（Electrochemical gradient）が細胞膜を横切って移動するときのそれぞれの駆動力になる。

2.2.5 活動電位発生と消褪過程に関与するイオン透過性とイオンチャネルの関係

(1) イオンチャネル

細胞膜の基本構造はリン脂質の薄い層が二重になった構造（脂質二重層 Lipid bilayer）をしており，疎水性物質（水に溶けにくい物質）は容易に通過できるが，親水性物質（水に溶けやすい物質）は通過しづらい。したがって，Na^+ や K^+ のような無機イオンは非常にサイズが小さいにもか

かわらず，親水性物質であるためこの脂質二重層は通過できずに，脂質二重層に点在するタンパク質（Protein；タンパク質は親水性物質）の部分を通過する。細胞膜に存在するタンパク質を膜タンパク質（Membrane protein）というが，これらの中にイオンチャネル（Ion channel）と総称される膜タンパク質があり，Na^+ や K^+ などの無機イオンのみが通り抜けることのできる程度の通路をもっている。しかし，この通路はつねに開いているわけではなく，何らかの刺激があったときにのみ通路を塞いでいるゲートが開き，イオンはそれぞれの電気化学的勾配に従ってこの通路を通って細胞膜を横切る。

ちなみに，パッチクランプ法（Patch-clamp method）という単一のイオンチャネルを流れる電流さえも計測できる手法の登場によって，非興奮性細胞の膜にもゲートを備えたさまざまなイオンチャネルが存在することがわかった。さらに，動物，植物，微生物を問わずどの細胞にも存在し，現在では100種類以上のイオンチャネル（Ion channel）が知られている。

(2) 電位依存性イオンチャネル

イオンチャネルの中には電位依存性イオンチャネル（Voltage-gated ion channel）とよばれるものがある。これは，何らかの刺激によって膜電位が閾膜電位に達するとゲートが開くタイプのイオンチャネルである。このしくみは，電位依存性イオンチャネルタンパク質には膜電位を検知するセンサ部分があり，脱分極による膜電位勾配の変化がタンパク質の構造変化をもたらしてゲートが開くと考えられている。たとえば，膜電位が $-70\,mV$ から脱分極して $-50\,mV$ になったとする。細胞膜の厚さを約 5 nm とすると，膜内外の電位勾配は 140,000 V/cm から 100,000 V/cm に 40,000 V/cm も小さくなることになり，膜タンパク質はこの大きな電場の変化を受ける。タンパク質は多数のアミノ酸が直鎖状に結合（アミド結合 Amide bond）しており，個々のアミノ酸には側鎖（Side chain）をもつものも多く，その側鎖はプラスに荷電していたり，マイナスに荷電していたりする。膜タンパク質の中で電位依存性陽イオンチャネル（Voltage-gated cation channel）とよばれるものは，細胞膜を貫通する領域の1つに正荷電をもつアミノ酸があり，脱分極によってその位置が変化してチャネルの開口につながるような構造変化が起きることが知られている。

(3) 電位依存性 Na^+ チャネル

まず，活動電位の急峻な立ち上がりに同期して認められる Na^+ 透過性

の亢進（図2.1）について述べる。これに関与するイオンチャネルは電位依存性Na^+チャネル（Voltage-gated Na^+ channel, Voltage-gated sodium ion channel）であり，通路の最も狭い部分はちょうどNa^+が通ることのできるサイズになっており，Na^+を選択的に通すことができる（図2.2）。脱分極によってこのイオンチャネルのゲートが開く（開状態 Open state）と，Na^+の非常に大きな電気化学的勾配によって細胞内にNa^+が流入し，0.5ミリ秒程度でゲートは閉じる。この時点のNa^+チャネルの状態は不活性状態（Inactivated state）とよばれるコンフォメーションをとり，静止膜電位に戻ってからも数ミリ秒間持続する。この不活性状態にあると強い刺激が加わってもゲートは開かない。その後閉状態（Closed state）に移行する。この状態はもちろんゲートは閉じてはいるが，閾膜電位に達するような脱分極が起これば即座に開くことのできる状態をいう。

以上のように，Na^+チャネルはこれら3つの状態（コンフォメーション）を遷移する。

パッチクランプ法という技術で計測した結果，個々の電位依存性Na^+チャネルは1ミリ秒あたり1,000個以上のイオンが通過でき[3]，個々のチャネルはそれぞれ全か無かの法則に従うが，開口時間や閾膜電位は大きく異なることもわかった。したがって，いっせいにすべてのNa^+チャネルが開状態になるような特定の閾膜電位というものが存在するのではなく，閾膜電位の比較的低い少数のNa^+チャネルがまず開き，少量のNa^+

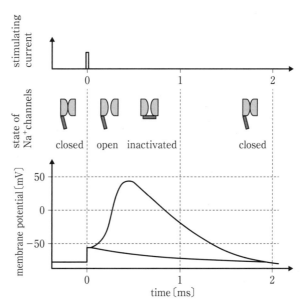

図2.2 Action potential and three states of voltage-gated Na^+ channel

がその電気化学的勾配に従って細胞内に流入し，それがさらに膜の脱分極を進め，さらに多くのチャネルが開いてより多くの Na^+ が流入するといった自己増幅過程（自己再生過程）を経ていることがわかった。Na^+ チャネルが開きはじめて数分の1ミリ秒後にはすべての Na^+ チャネルは開くと考えられているが，この時点になると膜電位はプラスとなっており，Na^+ を細胞内へ流入させようとする駆動力である Na^+ の電気化学的勾配はゼロに近づくため，Na^+ チャネルが開状態にあってもあまり Na^+ は流入しなくなる。

　どの程度の量の Na^+ が細胞内に流入すると活動電位のような大きな電位変化が起こるのか，非常に単純な仮定で試算してみると，約6,000個の Na^+ が膜面積 $1\,\mu m^2$ を通過すると，膜電位を約 $100\,mV$ 上昇させるに等しい電荷量となる。以下に試算の根拠を示す。静止膜電位時の細胞膜の静電容量は $1\,\mu F/cm^2$（膜面積 $1\,cm^2$ あたり1マイクロファラッド）とされる[5]。これを膜面積 $1\,\mu m^2$ に換算すると $10^{-8}\,\mu F$ となる。一方，$1\,F$ の静電容量のコンデンサに $1\,V$ の電圧をかけたときに蓄積される電荷量は $1\,C$（クーロン）であるので，膜にかかる電圧を $100\,mV$，静電容量を $10^{-8}\,\mu F$ とすると，膜面積 $1\,\mu m^2$ あたりに充電される電荷量は $10^{-9}\,\mu C$ になる。ここで，$1\,C$ は約 6×10^{18} 個の1価イオンの電荷量に相当するので，$100\,mV$ の電圧で膜面積 $1\,\mu m^2$ あたりに充電される Na^+ は約 6×10^3 個となる。活動電位発生時にこの Na^+ がすべて細胞内に移動し，仮に膜を介する電圧がゼロになったと（すなわち完全に放電され膜を介する電圧がゼロになったと）すると，約6,000個の Na^+ の細胞質内流入となる。一般的に細胞質の容積 $1\,\mu m^3$ 中には約 3×10^7 個の Na^+ が存在するとされるため，細胞質内の Na^+ 濃度には何ら影響しないことがわかる。

　上記の試算は実際の活動電位の発生機序とはかけ離れた設定における試算であるため，パッチクランプ法という新しい技術による実測値で推測してみる。Na^+ チャネル1個あたりの Na 電流は約 $1\,pA$（ピコアンペア，$10^{-12}\,A$）とされる。この電流が Na^+ チャネルが0.5ミリ秒開いたときのデータとすると，$1\,C$ の電荷が1秒間に流れた場合の電流が $1\,A$ であるので，0.5ミリ秒の間に $0.5\times 10^{-15}\,C$ の電荷が移動したことに相当し，約3,000個の Na^+ の流入に相当する。前のページ（p11）で，「個々の電位依存性 Na^+ チャネルは1ミリ秒あたり1,000個以上のイオンが通過できる」と述べたとおり，約3,000個の Na^+ の流入は実際の流入量よりも高い見積もりといえる。Na^+ チャネルの分布密度は動物種によって異なり，同じ種でもどの末梢神経かによって大きく異なる。密度の小さいもので

35 個/μm^2，大きいもので 12,000 個/μm^2 とされる[4]。後者はウサギ坐骨神経の例であり，Na^+ チャネルが集中しているランビエの絞輪（2.3.2 項参照）の値である。しかし，このランビエの絞輪の前後約 1 mm の細胞膜上には Na^+ チャネルが存在しないので，Na^+ チャネルが細胞膜上に均等に配置され，且つその密度を 100 個/μm^2 と仮定する。これらがいっせいに 0.5 ミリ秒間開放すると仮定すると，約 3×10^5 個の Na^+ が流入することになる。細胞膜 1 μm^2 直下の容積 1 μm^3 の細胞質に約 3×10^5 個の Na^+ がいっせいに流入し，そのまま留まっていると仮定しても，流入量は容積 1 μm^3 の細胞質中にもともと存在する約 3×10^7 個の Na^+ の 1% にすぎず，局所の Na^+ 濃度を約 1% だけ上昇させるにすぎない。この設定は流入量も多く見積もっていると思われるし，Na^+ がいっせいに流入するわけでもなく，さらに局所の細胞質に留まっているわけではないので，局所の濃度もこの試算ほど上昇しないと思われる。

いずれの試算にしても，活動電位発生のさいに流入する Na^+ の数は，さほど多くはないといえる。

(4) 電位依存性 K^+ チャネル

活動電位がピークを過ぎてもとの静止膜電位に戻る再分極の過程は 2.2.5 項(3)の Na^+ の挙動だけでは説明できない。すなわち，Na^+ チャネルが不活性状態になっても Na^+ は細胞内に流入できなくなるだけであるからである。この再分極過程では K^+ の透過性が増していると 2.2.3 項で述べたが（図 2.1），この透過性に関与しているのが電位依存性 K^+ チャネル（Voltage-gated K^+ channel, Voltage-gated potassium ion channel）である。電位依存性 K^+ チャネルの開口も Na^+ チャネルと同様に脱分極が引き金となるが，Na^+ の流入による活動電位の急激な立ち上がりには影響しない。理由は，K^+ チャネルの開口が Na^+ チャネルよりやや遅れる（遅延性 K^+ チャネル delayed K^+ channel ともよばれることがある）ことと，膜電位が上昇すればするほど K^+ を細胞外へ流出させようとする電気化学的勾配（2.2.6 項参照）が大きくなり，活動電位がピークに達した時点で K^+ を流出させようとする電気化学的勾配が最大となるからである。電位依存性 K^+ チャネルの開状態は Na^+ チャネルよりはるかに長く，Na^+ チャネルが不活性状態になれば，電位依存性 K^+ チャネルの影響で膜電位は急激に低下する（図 2.1）。そして膜電位が静止膜電位に近づくにつれ，K^+ の電気化学的勾配が小さくなるために膜電位はゆっくりと低下して静止膜電位に戻る。これが活動電位の再分極過程の電気化学的しく

みである。

2.2.6　静止膜電位の電気化学的機構

(1) K$^+$ の平衡電位

　初期状態の容器 A, B にそれぞれ濃度が 0.15 M（＝0.15 mol/L＝150 mmol/L）の NaCl 溶液と KCl 溶液がはいっており（それぞれ 1 リットルあたり約 9×10^{22} 個の Na$^+$ と K$^+$ がはいっており，Cl$^-$ は両方の容器にそれぞれ約 9×10^{22} 個はいっている），容器 A, B の間は半透膜（Semipermeable membrane）（ある物質は通すがある物質は通さない性質をもっている膜）で仕切られている（図 2.3(a)）。

　いま仮に，この半透膜が K$^+$ は通すが Na$^+$ および Cl$^-$ はまったく通さないとする。容器 B の K$^+$ の濃度は 0.15 M，容器 A は 0 M であり，濃度の差（濃度勾配あるいは化学的勾配）は 0.15 M であり，この濃度差がなくなる方向に K$^+$ が容器 B から容器 A に移動する（図 2.3(b)）。一般的に，濃度差がなくなるように物質が移動することを拡散現象（Diffusion）とよぶ。Na$^+$ も同様な濃度勾配があるが，この膜は Na$^+$ を通さないため移動できない。したがって，B 側から A 側に陽イオンである K$^+$ が移動した分だけ A 側のほうに正電荷が増え B 側は減るため，膜電位が発生する（図 2.3(b)）。

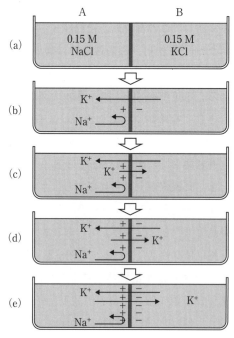

図 2.3 Drawing of producing equilibrium potential

濃度勾配によるK$^+$の移動量が増えるに従って膜電位も大きくなるため，その電位勾配（電気的勾配）に従ってA側からB側に引き戻されるK$^+$の量も増えていく（図2.3(c), (d)）。

　そして，最終的には濃度勾配に従うB側からA側への移動量と電気的勾配に従うA側からB側への移動量が釣りあい，平衡状態（Equilibrium condition）に達する（図2.3(e)）。この平衡状態で存在する膜電位のことを平衡電位（Equilibrium potential）とよぶ。

　この平衡電位の発生に必要なK$^+$の移動量は，2.2.5項(3)で細胞膜の静電容量を用いて試算したNa$^+$の移動量と同様に非常に少なく，容器A，BともにそれらのK$^+$濃度変化は計測不能なほど小さく，平衡電位に達した(e)の状態の容器BのK$^+$の濃度は0.15 Mのままと考えるべきである。図2.3に示すK$^+$の平衡電位の状態図において，ほとんどすべての図書や教科書は，状態が進むにつれて容器Bから容器Aへの矢印が徐々に短くなるように描かれている。矢印の大きさによってK$^+$の濃度勾配の大きさを表しているとすれば，上で述べたような根拠から矢印の大きさは(a)から(e)にいたるまで同じ大きさにすべきであると考えて描き示した。

　平衡電位を表す式をネルンストの式（Nernst equation）とよび，下記の式で与えられる。

$$V = \frac{RT}{zF} \ln \frac{C_o}{C_i}$$

　V：平衡電位（＝平衡時の細胞内電位－平衡時の細胞外電位：単位はV）
　C_oとC_i：細胞外液と内液におけるあるイオンの濃度（ネルンストの式においてはC_oとC_iの単位を合わせさえすればたがいに相殺されるので単位は何でも構わないが，通常はmmol/L）
　R：気体定数（2 cal/mol/K）
　T：絶対温度〔K〕
　F：ファラデー定数（2.3×10^4 cal/V/mol）
　z：イオンの価数（イオン1個あたりの電荷の数）

　この式にK$^+$を当てはめると（温度は体温の37℃とする），下記の式のようになる。

$$V_K = 61.5 \log_{10} \frac{[K^+]_o}{[K^+]_i} \quad \text{（この場合の電位の単位はmV）}$$

　V_K：K$^+$の平衡電位，$[K^+]_o$, $[K^+]_i$：細胞外液と内液のK$^+$濃度

$[K^+]_o$ を 4 mM（=4 mmol/L），$[K^+]_i$ を 157 mM とすると，$V_K = -98$ mV となる。神経細胞と心筋細胞の膜電位の一般的な値はそれぞれ -70 mV と -90 mV とされるので，いずれも K^+ の平衡電位に近い。したがって，興奮性細胞の静止膜電位が非興奮性細胞の膜電位に比べてマイナスの値が大きい理由は，興奮性細胞の細胞膜がより K^+ を通しやすいためである。

ここで話は少しそれるが，Na^+ をネルンストの式に当てはめてみる。$[Na^+]_o$ を 143 mM，$[Na^+]_i$ を 14 mM とすると，37℃では $V_{Na} = +62$ mV となり，活動電位のピークの値に近い。つまり，活動電位がピークにあるときは，電位依存性 Na^+ チャネルを介して，Na^+ の平衡電位に近づくほど Na^+ が細胞内に流入したことを意味する。ただし，2.2.5 項(3)に述べたように，細胞内の Na^+ 濃度の増加は無視できる。

(2) K^+ 漏洩チャネル

神経細胞に存在する K^+ チャネルとして，活動電位をすみやかに再分極させ静止膜電位まで戻すのに貢献している電位依存性 K^+ チャネルについてはすでに述べた。これ以外に，刺激がなくても，また細胞が静止状態でも開くため K^+ 漏洩チャネル（K^+ leak channel）とよばれるものがあり，静止膜電位を 2.2.6 項(1)で解説した K^+ の平衡電位に近い値に保つ役割を果たしている。

(3) 静止膜電位の状態での電気化学的勾配

神経細胞の静止膜電位は K^+ の平衡電位に近いと述べたが，平衡電位には達していないので，静止膜電位の状態でも K^+ は細胞内から外に流れ出ようとする力が働いている。仮に静止膜電位を -70 mV，K^+ の平衡電位を -98 mV とすると，$-70-(-98) = +28$ mV となる。この値は電気化学的勾配の大きさを電位差の単位で表したもので，値がプラスの場合は細胞内から外へ移動させようとする電気化学的勾配が存在することを示す。したがって，静止膜電位にあっても 28 mV の電気化学的勾配によって K^+ は細胞外に出ようとしていることがわかる。イオンを問わず，下記のような関係が成立する。

あるイオンを細胞外に送り出そうとする正味の電気化学的勾配の大きさ＝(実際の膜電位)－(あるイオンの平衡電位)

これにならって Na^+ の場合を考える。静止膜電位は -70 mV とし，Na^+

の平衡電位を +62 mV とすると，−70−(+62)＝−132 mV となり，132 mV の電気化学的勾配で Na^+ は細胞外から細胞内に流入しようとしていることになる。

−70 mV の静止膜電位の状態でも上記のようにそれぞれのイオンには電気化学的勾配が存在し，Na^+ は K^+ の4倍以上である。

2.2.7 膜電位を推定する式

平衡電位ではなく，実際の膜電位を推定する式にゴールドマン-ホジキン-カッツの式（Goldman-Hodgkin-Katz equation）がある。ネルンストの式と異なる点は複数のイオンの関与とそれらの透過性を考慮している点である。さらに，下記のようにすべて1価のイオンを対象としているので，ネルンストの式にあったイオンの価数 Z は1となっている。

$$V_m = \frac{RT}{F} \ln\left(\frac{p_K[K^+]_o + p_{Na}[Na^+]_o + p_{Cl}[Cl^-]_i}{p_K[K^+]_i + p_{Na}[Na^+]_i + p_{Cl}[Cl^-]_o} \right)$$

p_K, p_{Na}, p_{Cl}：K^+，Na^+，Cl^- の相対的透過性（K^+ の透過性を1としたときの透過性）

神経細胞の静止状態では，$p_K : p_{Na} : p_{Cl} = 1 : 0.05 : 0.45$ とされる。静止状態の Na^+ の透過性は K^+ の 1/20 ではあるが，2.2.6項(3)で述べたように4倍以上の電気化学的勾配があるため，長い観察期間を設ければ無視できないかもしれない。

ちなみに，ネルンストの式では単一のイオンを対象とし，そのイオンは細胞膜を自由に通過できると仮定しているため，そのイオンの透過性を1としている。

2.2.8 Na^+-K^+ ポンプの働き

活動電位が発生しても細胞内のイオンの濃度変化は無視できると述べたが，1個の神経細胞でも活動電位は非常に頻繁に発生しているので，しだいに細胞内の Na^+ は多くなり，K^+ は少なくなる。また，静止状態にあっても，2.2.6項(3)で述べたように，たえず，K^+ を細胞外に，Na^+ を細胞内に移動させようとする電気化学的勾配が存在しているため，細胞内の濃度変化がいつかは無視できなくなる。そしてこの濃度変化が無視できなくなると，静止膜電位は浅くなり興奮性細胞の活動電位発生に支障をきたす。すなわち，Na^+ チャネルは開状態から不活性状態を経て閉状態（脱分極によって開くことのできる状態）に移行することはすでに述べたが，

膜電位が $-30\,\mathrm{mV}$ よりも浅い状態ではすべての Na^+ チャネルは不活性状態にあり[5]，閉状態になるには正常な静止膜電位に戻らなければならないからである。

細胞内のイオン濃度変化の可能性は非興奮性細胞でも同様である。もちろん非興奮性細胞は活動電位を発生しないので，その最中の瞬間的なイオンの移動はないが，仮に膜電位を $-20\,\mathrm{mV}$ とすると，それでも Na^+ は $82\,\mathrm{mV}$ の正味の電気化学的勾配で細胞内に流入しようとしているし，K^+ は $78\,\mathrm{mV}$ で流出しようとしていることになる。以上のように，興奮性細胞も非興奮性細胞もこの細胞内のイオン濃度変化に対して何も対処しなければ，最終的には活動が停止し死にいたる。

そこで，これに対処するために，動物細胞の細胞膜には Na^+-K^+ ポンプ（Sodium-potassium pump, 図 2.4）とよばれる膜タンパク質が存在する。このタンパク質にはチャネルタンパク質のようなイオンの通路はないが，ATP（アデノシン三リン酸 Adenosine triphosphate）のもつエネルギーを利用して，細胞内の Na^+ を細胞外に汲み出し，同時に K^+ を細胞内に汲み入れることによって，細胞内外の Na^+ と K^+ の濃度の維持を果たしている。Na^+ と K^+ を交換するように移動させているが，それぞれ濃度の低いほうから高いほうに移動させているので，ATP のもつエネルギーが必要となる。神経細胞などの興奮性細胞は全消費エネルギーの 2/3 をこの Na^+ と K^+ の交換に費やしているとされ，非興奮性細胞でもこれに費やす消費エネルギーは全体の 1/3 とされる[5]。このように，いわば細胞内環境のメンテナンスにかなりのエネルギーを割いているのは興味深い。

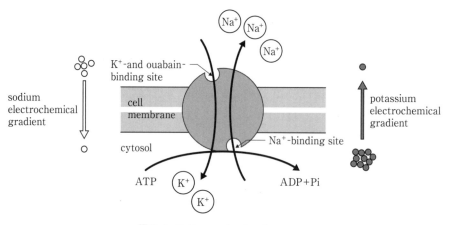

図 2.4 Sodium-potassium ion pump

ちなみに，イオンチャネルは濃度の高いほうから低いほうに移動させているので，ATPのもつエネルギーは必要とせず，受動輸送（Passive transport）とよばれる。一方，ATPを必要とする輸送は能動輸送（Active transport）と総称される。

このNa$^+$-K$^+$ポンプのもう1つの重要な役割はNa$^+$とK$^+$の交換を1回行うたびに3個のNa$^+$を汲み出し2個のK$^+$を汲み入れていることである。すなわち，細胞内の負電荷が1個増すように，表現を変えれば起電的に働いていることである（図2.4）。

2.3 神経細胞の特徴と興奮の伝導

2.3.1 神経細胞のいろいろな呼び名

神経細胞や骨格筋細胞は通常の細胞に比べて非常に長いため，細胞ではなく線維としばしば表現され，神経線維（Nerve fiber）や（骨格）筋線維（Muscle fiber）とも表現される（ちなみに，漢字表記は医学系では「線維」，生物学系では「繊維」が慣用的である）。神経細胞の英語名の1つにneuronがあり，これをそのままカタカナ表記してニューロンと表記されることも多い。この章ではこれまで神経細胞と表記を統一してきたが，文脈によっては慣例に従ってニューロンや神経線維と表記することもある。また，末梢神経などふつうに神経とよばれているのは神経細胞から出る突起の1つである軸索（Axon）の集合体であり，遠心性ニューロン[*2]と求心性ニューロン[*3]の両方の軸索から構成されている。

2.3.2 神経細胞の構造

典型的な脊椎動物のニューロンのようすを示す（図2.5）。細胞体（Cell body, Soma），樹状突起（Dendrite），軸索からなる。樹状突起も軸索も神経突起と総称されるが，樹状突起は他のニューロンからの電気シグナルを細胞体に伝える入力用の突起であり，軸索は電気シグナルの出力用の突起である。軸索の長さは1mm以下から1m以上とさまざまである。軸索が髄鞘（ミエリン鞘）（Myelin sheath, Medullary sheath　図2.6）で覆われている神経のことを有髄神経（Myelinated nerve, Medullated

---

[*2] 運動ニューロンのように，脳や脊髄といった中枢から末梢の骨格筋などに電気シグナルを伝える神経細胞。
[*3] 感覚ニューロンのように，末梢から中枢に電気シグナルを伝える神経細胞。

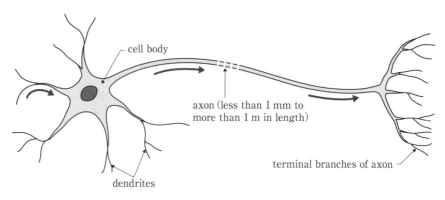

図 2.5 Schematic diagram of a typical vertebrate neuron

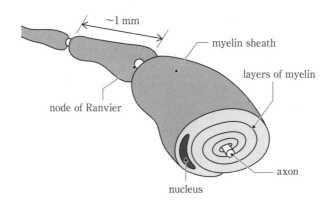

図 2.6 Structure of myelinated axon

nerve），覆われていない神経を無髄神経（Unmyelinated nerve, Nonmedullated nerve）とよぶ。1個の有髄および無髄の神経細胞を表現したい場合にはそれぞれ myelinated nerve fiber と unmyelinated nerve fiber と表記され，日本語では有髄神経線維および無髄神経線維と表記される。

　有髄神経線維の軸索は全長にわたって髄鞘で覆われているわけではなく，典型的な例では約 1 mm 間隔で幅約 0.5 μm にわたって覆われていない部位があり，ランビエの絞輪（Node of Ranvier, 図 2.6）とよばれる。髄鞘はミエリンという脂質の層が何重にも巻き付いた構造をしているため（図 2.6），ほぼ完全な電気的絶縁状態が保たれているが，ランビエの絞輪は軸索の細胞膜が剥き出しのままであり，髄鞘で覆われた部位に比べて電気絶縁性は低い。

2.3.3　興奮の伝導

　同一神経細胞内で電気シグナルが伝わっていくことを伝導（Conduction）といい，伝導速度は髄鞘の有無によって異なり，さらに軸索の直径にも依存する。

　まず，神経細胞膜および細胞内容物の性質が同じならば，軸索が太いほど伝導速度が大きい。末梢神経線維の分類の1つであるABC分類法（ErlangerとGasser）は髄鞘の有無，伝導速度と直径の関係に基づいている（表2.1）。有髄神経のB線維は交感神経*4の節前線維*5であり，いわゆるふつうの末梢神経はA線維とC線維である。

　A線維は太さに応じてさらに$\alpha \sim \delta$と4分類されており，この範囲でいえば伝導速度は直径にほぼ比例する（表2.1；比例定数4～6の範囲）。しかし，同じ大きさの有髄神経でも動物種が異なれば伝導速度は大きく異なる。たとえば，表2.1の例は猫の例であるが，直径15μmの伝導速度は約100 m/sである。しかし，理科年表によるとカエルの場合，直径が15～20μmの運動神経線維では30～40 m/sとされており，半分以下の伝導速度となっている。ただし，猫の場合は37℃，カエルは24℃での計測であり，温度も影響しているかもしれないが，動物種それぞれの比例定数があると思われる。

　ちなみに，痛覚を伝える神経線維は2種類あり，Aδ線維とC線維が該当する（表2.1）。有髄のAδ線維は痛みを15 m/sで伝え，無髄のC線維

表2.1 末梢神経線維の分類（猫のデータ）

分類	種類	直径(μm)	伝導速度(m/s)	機能
Aα	有髄	15 (13～22)	100 (70～120)	求心性（筋，腱），遠心性（骨格筋）
Aβ	有髄	8 (8～13)	50 (40～70)	求心性（皮膚触覚，皮膚圧覚）
Aγ	有髄	5 (4～8)	20 (15～40)	遠心性（筋紡錘）
Aδ	有髄	3 (1～4)	15 (5～15)	求心性（皮膚温度感覚，皮膚痛覚）
B	有髄	3 (1～3)	7 (3～14)	自律性（交感神経節前線維）
C (s.C)	無髄	0.5 (0.2～1.0)	1 (0.2～2)	自律性（交感神経節後線維）
C (dr.C)	無髄	0.5 (<1.0)	1 (0.5～2)	求心性（皮膚痛覚）

*4　副交感神経とともに自律神経系を構成する。交感神経の機能が副交感神経よりも高くなると生体は活動的な状態になる。
*5　胸部や腰部の脊髄にある交感神経系の神経細胞から出る軸索で，交感神経節の神経細胞に電気シグナルを伝える。

は痛みを 1 m/s で伝えるため，早く感じる痛みと遅く感じる痛みがある。痛みを感じるさいに，最初に鋭い痛みを感じたあとで，少し遅れて鈍いズキズキするような痛みを感じるが，それぞれ有髄と無髄の神経線維で痛みを伝えているからである。

2.3.4　有髄神経における跳躍伝導

　有髄神経線維のほうが無髄神経線維よりも興奮の伝導が速いとされる理由は，跳躍伝導（Saltatory conduction）という方式で興奮を伝えるからである（図 2.7）。ランビエの絞輪から絞輪にジャンプして伝わるように見えるため，このようによばれている。このしくみは，活動電位を発生する電位依存性 Na^+ チャネルがランビエの絞輪部分に密集しているからである。いま仮に図 2.7 中の絞輪 A に存在する多数の Na^+ チャネルが開き，細胞外液から Na^+ が軸索内に流入したとする。この部分に流れ込む Na 電流値は高く，かつ電流密度も高い。したがって，この Na 電流は約 1 mm 離れた隣の絞輪部分はいうまでもなく，さらに遠く離れた絞輪部分まで届き，それらの部分の膜電位を脱分極させ，そこで新たな活動電位を発生させる。このように，軸索上を飛び飛びに活動電位が発生するため，興奮の伝導が速くなる。そして，この方式であれば Na^+ チャネルという膜タンパク質の節約にもつながる。

　一方，無髄神経線維も電位依存性 Na^+ チャネルによって活動電位を発生するが，軸索が髄鞘で覆われていないため，Na^+ チャネルはある適度な間隔で軸索上に配置されなければならず，分布密度は有髄神経線維のランビエの絞輪部に比べて非常に低い。したがって一度に開く Na^+ チャネルの数は有髄神経線維より少なく Na 電流の値や密度も低くなる。さらに，軸索の電気的絶縁性が有髄神経線維に比べて低いため，軸索内を流れる電流は減衰しやすい（細胞膜を介して電流が多少漏れる）。したがって，流入してきた Na 電流もあまり遠くまで届かず，活動電位は比較的近くで発生することになり興奮の伝導は遅くなる。

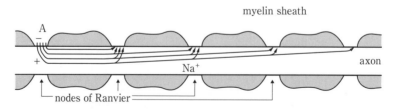

図 2.7　Schematic drawing of saltatory conduction

2.3.5 伝導の3原則

神経線維の興奮の伝導には下記のような有名な3原則がある。

① 両側性（両方向性）伝導（Bi-directional conduction）：神経線維の軸索の1点を刺激すると興奮は両方向に伝導する。

② 隔絶性（絶縁性）伝導（Isolated conduction）：末梢神経は多数の求心性神経線維と遠心性神経線維から構成されているが，そのうちの1本の軸索が興奮してもその興奮は隣接して走る他の軸索には伝わらない。

③ 不減衰伝導（Decrementless conduction）：軸索の直径やその他の条件が一定であれば，興奮の大きさも伝導速度も減衰せずに一定である。

①の両側性伝導は静止状態にある軸索を電気刺激する場合の興奮の伝わり方であり，1920年代当時から知られていたが，生体内の神経細胞における興奮の伝わり方は細胞体から軸索末端方向に伝わる一方向性であり（図2.5, 2.8），次項（2.3.6項）で述べるようなしくみで逆方向に伝導するのを防止している。

②の隔絶性伝導を説明するまえに，興奮伝導のしくみを電気回路として説明する電気説（局所回路説 Local circuit theory）があり，それを概略する。活動電位発生部位では細胞膜を内向きに流入するNa電流によって膜電位は細胞内がプラスになり，近傍の細胞質との間に局所的な電位差を発生する。この電位差によって軸索の長さ方向に電流が流れ，活動電位発生部位に近接する細胞膜を外向きに流れ出る。このような局所の電流によって興奮が伝導するという説である。カエルのランビエの絞輪におけるNa電流（内向き電流）の最大密度は $108\,\mathrm{mA/cm^2}$（$\fallingdotseq 10^{-9}\,\mathrm{A/\mu m^2}$）とされる[5]。局所電流回路を形成するためには細胞膜を横切る内向き電流と外向き電流の総和は等しくなければならないが，外向き電流は内向き電流よりもより広い範囲の細胞膜を通して流れ出るため，その電流密度は $10^{-9}\,\mathrm{A/\mu m^2}$ よりもはるかに低い。さらに，細胞外を流れる局所電流のほとんどは隣接する神経線維との間に介在する間質液中を流れ，電気抵抗の高い細胞膜を横切って流れる（脱分極させる）電流はほぼゼロと考えられる。以上のように，1本の軸索で発生した興奮が隣接する軸索までも興奮させることはないと考えられ，隔絶性伝導が成立する。

③の不減衰伝導に関しては，刺激が大きくなっても活動電位の大きさ（振幅）は変わらないことと，軸索に沿って活動電位が次々に発生していることを考え合わせれば説明できる。

2.3.6 生体における興奮伝導のしくみ

静止状態の軸索を電気刺激するような非生理的な場合とは異なって，生体の中での興奮（電気シグナル）は細胞体から軸索末端への一方向にしか伝わらない。その理由は，2.2.5項(3)に記載したように電位依存性 Na^+ チャネルが開状態→不活性状態→閉状態をくり返すことから説明できる。運動ニューロンは軸索の根元に相当する部分で活動電位を発生し，それが軸索末端へと向かう。この活動電位が軸索をある程度伝わってきた時点の模式図を図 2.8 に示す。開状態にある Na^+ チャネルを通って細胞外液中の Na^+ が軸索内に流れ込んでいる。Na^+ の流れは軸索内を興奮が伝わってきた上流（図では左方向）にも，まだ興奮していない下流（図では右方向）にも伝わる。しかし，上流側の Na^+ チャネルは開状態（図中の open）から不活性状態（図中の inactivated）に移行しており，膜電位がいくら脱分極しても活動電位を発生することはない。一方，下流側の Na^+ チャネルは閉状態（図中の closed）にあるが，脱分極が閾膜電位に達すれば開状態に遷移でき，活動電位が発生しうる。これが生体における興奮の一方向性伝導のしくみである。

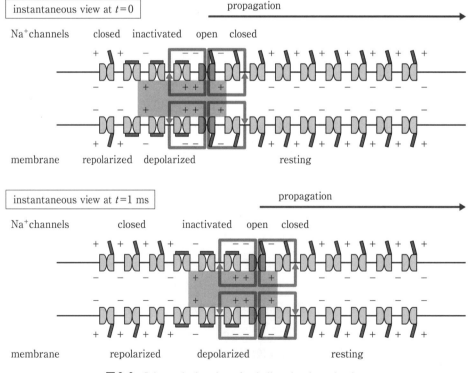

図 2.8 Schematic drawing of uni-directional conduction

2.4 興奮の伝達

2.4.1 基本的なしくみと特徴

　興奮の伝達（Transmission of excitation）とは神経細胞が他の神経細胞あるいは筋細胞などの効果器に興奮を伝えることをいう。軸索を伝導し軸索末端にまで伝わった興奮が，軸索末端と接合している他の興奮性細胞に伝わるが，この接合部分をシナプス（Synapse）といい，興奮を伝える側の神経細胞をシナプス前ニューロン（Presynaptic neuron），伝えられる側も神経細胞であればシナプス後ニューロン（Postsynaptic neuron）という（図 2.9）。ちなみに，運動ニューロンと骨格筋細胞とのシナプスのことは特別に神経筋接合部（Neuromuscular junction）とよばれる。

　以上のように，シナプスは興奮を伝える側と興奮が伝わる側の両方から構成されており，おもな構成要素はシナプス小頭（Synaptic knob），シナプス間隙（Synaptic cleft），シナプス後膜（Postsynaptic membrane）とよばれる（図 2.9）。シナプス小頭はシナプス前ニューロンの軸索の末端であり，多少膨らんだ形状をしているのでこうよばれるが，最近では神経末端（Nerve terminal）とよばれることが多い。シナプス間隙はまさしく細胞間の隙間であり，シナプス後膜は興奮が伝わる側の細胞膜である。

　神経末端（シナプス小頭）にはミトコンドリアが多数存在し（エネルギーがたくさん産生され消費されていることを示す），シナプス小胞（Synaptic vesicle）とよばれる小さな袋状のものも多数存在する。小胞の

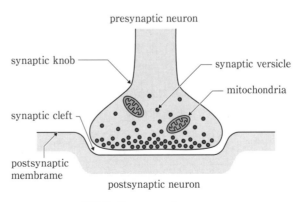

図 2.9　Structure of a synapse

中は神経伝達物質（Neurotransmitter）あるいは化学伝達物質（Chemotransmitter）とよばれる物質がたくさん納められている。軸索末端にまで伝わってきた活動電位が引き金になって，シナプス小胞内の神経伝達物質がシナプス間隙に放出される。この神経伝達物質は約20 nmのシナプス間隙を拡散によって移動し，シナプス後膜に多数存在する膜タンパク質と結合することによって興奮を伝達する。

　一般的に，化学物質と特異的に結合できるタンパク質のことを受容体*6（Receptor）というが，このシナプス後膜に存在する膜タンパク質はイオンチャネルの機能もあわせもち，伝達物質依存性イオンチャネル（Transmitter-gated ion channel）とよばれる。これまで述べてきたイオンチャネルは膜電位の変化をシグナルとして開くタイプのものであったが，この伝達物質依存性イオンチャネルは神経伝達物質がそれ専用の（それに特異的な）受容体と結合することによって開くタイプのイオンチャネルである（図2.10）。

　このイオンチャネルの開放によって発生する膜電位のことをシナプス後電位（Postsynaptic potential）とよび，脱分極を起こす場合と過分極を起こす場合がある。脱分極を起こすシナプスを興奮性シナプス（Excitatory synapse），その後電位を興奮性シナプス後電位（Excitatory postsynaptic potential：EPSP　図2.11）とよび，脱分極を起こす理由はイオンチャネルがNa^+やCa^{2+}（カルシウムイオン）などの陽イオンを通すイオンチャネルであるためである。過分極の場合はそれぞれ抑制性シナプス（Inhibitory synapse），抑制性シナプス後電位（Inhibitory postsynaptic potential：IPSP　図2.11）とよび，イオンチャネルが陰イオンであるCl^-（塩素イオン）を通すためにシナプス後電位が過分極する（図2.11）。

　以上のように興奮の伝達には伝達物質依存性イオンチャネルが重要な役割を果たしていることを述べたが，興奮の伝達に関与するイオンチャネルはこれだけではなく，神経細胞の細胞膜には10種類以上のイオンチャネルがさまざまな領域に配置され，これらは興奮の伝達のほぼすべてに関与しているとされる。

　シナプスにおける興奮伝達も興奮伝導と同様に次の特徴が古くから知られている：①一方向性伝達，②シナプス遅延，③疲労現象，④興奮の加重。この特徴のうち①〜③は19世紀末にすでに知られており，これら

---

*6　細胞は細胞外からの種々のシグナルをそれぞれに特有の受信装置によってキャッチし，個々のシグナルをそれぞれ特有の情報として細胞内に伝えるしくみがある。シグナルが化学物質の場合にその受信装置のことを受容体という。

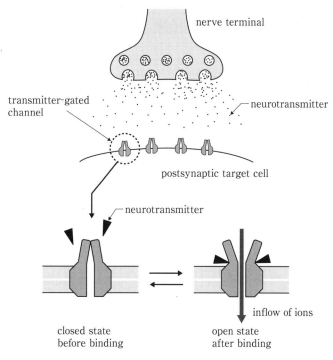

図 2.10 Transmitter-gated ion channel

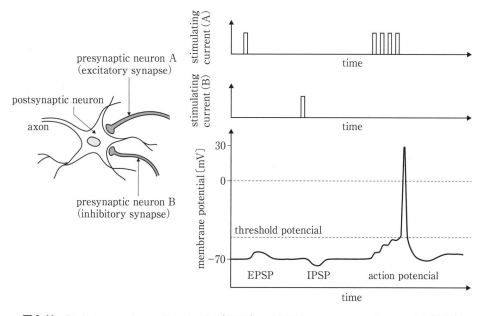

図 2.11 Excitatory postsynaptic potential (EPSP) and inhibitory postsynaptic potential (IPSP)

の特徴から2つの神経細胞の間には何か特殊な構造物が存在すると考えられ，シナプスと命名されたという経緯がある。

2.4.2　一方向性伝達

　シナプス前ニューロンを刺激すると，シナプス前ニューロンからシナプス後ニューロンへ刺激は伝わるが，シナプス後ニューロンを刺激してもシナプス前ニューロンには伝わらない現象を一方向性伝達（Unidirectional transmission）という。この理由は，すでに述べたように神経伝達物質が軸索末端から放出され，これがシナプス後膜にある受容体に結合してイオンチャネルが開くというしくみを考えれば容易に理解できるが，このしくみが未解明の時代では重要な研究課題であった。なぜならば，静止状態にある軸索への電気刺激は両方向に伝わるが，シナプスではそうでなかったためである。

2.4.3　シナプス遅延

　シナプス前ニューロンからシナプス後ニューロンに伝わる時間を計測したところ，このニューロンの興奮伝導速度から予測される時間よりも長くかかることがわかり，この時間遅れのことをシナプス遅延（Synaptic delay）とよんだ。この現象は 2.4.1 項でも述べたように古くから知られており重要な研究課題であった。後に，興奮伝達は興奮伝導とは異なり，電気現象だけによるシグナルの受け渡しではなく，2.4.1 項に記したように化学物質によるシグナルの受け渡しが途中に介在することがわかり，その分だけ時間遅れが発生することがわかった。シナプス遅延時間は，中枢神経系では 0.3～0.5 ミリ秒であり，交感神経系で約 3 ミリ秒とされる。

2.4.4　疲労

　これもシナプスにおけるシグナル伝達のしくみがわかれば容易に理解できる。神経が次から次へと興奮すれば，シナプス小胞からの神経伝達物質の放出量が小胞内への神経伝達物質の補充量をうわまわって，神経伝達物質が枯渇することになる。これによって興奮の伝達ができなくなることが疲労（Fatigue）の原因である。ちなみに，いったん放出された神経伝達物質は分解されてその分解産物が神経末端に回収される場合と，分解されずに回収される場合がある。

2.4.5　興奮の加重

　中枢神経系のシナプス後ニューロンはその樹状突起および細胞体において数千ものシナプス前ニューロンと結合している。そのため，個々のシナ

プス後電位に反応して活動電位を発生するのではなく，多数のシナプス後電位が時間的および空間的に重なりあってはじめて活動電位の発生に結び付く。このようにシナプス後電位が重なりあうことを興奮の加重（Summation of excitation）という。ちなみに，この場合の興奮とは活動電位のことではなくシナプス後電位を指す。

細胞体において加重された後電位のことを総シナプス後電位（Grand postsynaptic potential）という。軸索起始部（Axon hillock）には電位依存性 Na^+ チャネルが存在するが，その部位の膜電位が総シナプス後電位によって閾膜電位まで脱分極されると，Na^+ チャネルが開いて活動電位が発生する。

興奮の加重には時間的および空間的加重があると述べたが，ある1つのシナプス前ニューロンからの神経伝達物質の放出が高頻度にくり返されれば，そのシナプス後膜の後電位は大きくなる。これを時間的加重（Temporal summation）（図 2.12）という。このように神経伝達物質をくり返し放出するシナプス前ニューロンからの情報はそうでないニューロンからの情報よりも優先させるべきであると考えれば納得がいく。

空間的加重（Spatial summation）（図 2.13）は前記のように1個のニューロンに数千個のシナプス前ニューロンが結合しているために必要となるシグナル処理といえる。もし多数の異なるニューロンからの入力がそれぞれくり返されなくても（個々の後電位自体は低い），同時に入力され

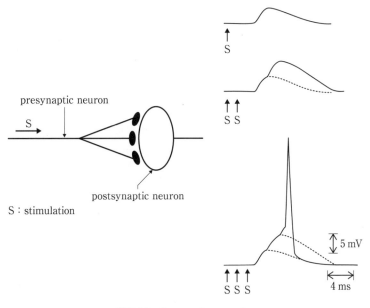

図 2.12　Temporal summation

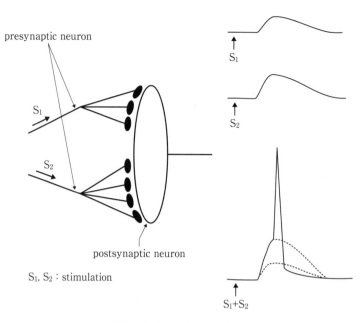

図 2.13 Spatial summation

れば細胞体の総シナプス後電位は大きくなるため，同時に入力されてくる多数のシグナルは重要視されていることが示唆される。

ちなみに，これまで述べてきたシナプス後ニューロンは，その軸索がシナプスを形成している他のニューロンに対してシナプス前ニューロンとして働くのはいうまでもない。

運動ニューロンの末端と骨格筋細胞とのシナプスは神経筋接合部 (Neuromuscular junction) とよばれており，シナプス後膜に相当する部位は終板 (End-plate) とよばれる。神経筋接合部では運動ニューロン末端にまで到達した活動電位1個によって引き起こされるシナプス後電位（終板電位）の振幅は大きく，神経筋接合部の近くに存在する電位依存性 Na^+ チャネルを開くのにじゅうぶんな脱分極を引き起こす。このようにして発生した活動電位はいくつかの過程を経て骨格筋の収縮を引き起こす（このしくみを興奮 収縮 連関 Excitation-contraction coupling という）。

運動ニューロン末端に到達した活動電位1個によって骨格筋細胞に活動電位が発生するため，中枢神経系にみられるような興奮の加重は起こらないが，この骨格筋細胞の応答は理にかなっている。運動神経から発せられる活動電位に一対一で応答し骨格筋を収縮させなければ，迫りくる危機から逃れるような行動を起こすことができないからである。

2.4.6 神経伝達物質

　多くの神経細胞は1種類の神経伝達物質（Neurotransmitter）を放出するが，なかには複数の神経伝達物質を放出するものもある。この場合，1個のシナプス小胞内に複数の神経伝達物質が存在する場合もあれば，複数の種類のシナプス小胞で対応している場合もある。

　代表的な神経伝達物質にアセチルコリン（Acetyl choline），グルタミン酸，γアミノ酪酸（γ aminobutyric acid：GABA），ドーパミン，ノルアドレナリン，アドレナリン，セロトニン，などがある。アセチルコリンは運動ニューロン末端やある種の興奮性シナプス前ニューロンから放出され，γアミノ酪酸は抑制性シナプス前ニューロンから放出される。興奮してγアミノ酪酸を放出するシナプス前ニューロンはシナプス後ニューロンのシナプス後電位を過分極させ，シナプス後ニューロンを興奮しづらくさせる。精神安定剤の一種はこの抑制性シナプスに働きかけ，その作用を増強する。

参考文献

1) 貴邑冨久子，根来英雄：シンプル生理学（改訂第4版），南江堂，1999.
2) Alberts B, et al.：Molecular Biology of the Cell 3rd Ed., Garland Publishing, 1994.
3) 中村桂子，ほか：細胞の分子生物学（第4版），ニュートンプレス，2004.（Molecular Biology of the Cell 4th Ed., Alberts B, et al., Garland Publishing, 2002）.
4) 本郷利憲，ほか：標準生理学（第4版），医学書院，1996.
5) 中村桂子，ほか：細胞の分子生物学（第2版），教育社，1990.（Molecular Biology of the Cell 4th Ed., Alberts B, et al., Garland Publishing, 1989）.

第3章 計測と信号処理

3.1 計測

3.1.1 計測と測定手法

　医用工学における計測とは，生体の状態やその変化の量を数値化して表現することである。この量は，生体信号とよばれ，また量を数値化することを測定という。計測においては，測定すべき量と単位，計測器，測定者の精度や誤差を理解することが重要である。測定手法には，受動的測定（Passive measurement）と能動的測定（Active measurement）がある。受動的測定とは，測定対象である生体から測定器に向けて測定に必要なエネルギーが供給される形の手法のことをいう。能動的測定とは，測定器から測定対象である生体に向けて，エネルギーが供給され，その反応をはかる手法である。また，測定すべき連続量を測定者が連続量のまま受け取ることをアナログ測定，測定すべき連続量を測定器の中で数値になおして数字で表示するものをディジタル測定という。

3.1.2 測定誤差

　測定量の真値と測定結果の差を測定誤差（Error）という。測定誤差が生じる原因には，測定量や測定器・測定者の精度，周囲の環境，測定時間がある。測定誤差は，系統誤差と偶然誤差により決まる。系統誤差とは，計測器の調整ずれのようにくり返し測定しても一定の傾向で現れる誤差のことである。偶然誤差とは，測定者の目盛りの読み取りの不確かさなど，測定値の誤差の大小が測定時の偶然により決まる誤差のことである。

　測定誤差における重要な用語を以下に示す[1]。

①細かさ：測定器が測定対象の量の微小な差を検知することができる限界

②器差：測定器そのものに生じる誤差

③確度：使用条件や周囲条件を決めたとき，生じうる最大の器差
④精度：正確さ（かたよりの小さい程度）か精密さ（ばらつきの小さい程度）の一方または両方を表す（厳密ではない）

測定器を選択するさいは，測定の目的を考慮し，測定器自体の誤差や器差についても考える必要がある。また，ある2種類の測定から得た測定誤差を含む測定値 A, B から，新たな測定値 C＝A＋B を得た場合，A, B に含まれる誤差は C に伝搬することに注意が必要である。

3.1.3　有効数字

測定値には測定誤差が含まれるため，得られた測定値について，ある桁以下は信用できないものと考える必要がある。このように測定誤差を考慮したうえで得られた数字を有効数字（Significant digit）という。たとえば，測定値が 2.3246，標準偏差が ±0.03 と推定されたとする。このとき測定値の最後の2桁である 46 は，測定値のばらつきの中に埋もれてしまい，数値として意味がない。したがってこの場合は，測定値を 2.32±0.03 と表現する。

3.2　単位

測定において，単位は非常に重要である。全世界共通の単位として国際単位系（SI 単位系：International system of units）が用いられている。国際単位系は，1960 年にメートル条約に加盟する国々による会議である国際度量衡総会で決定された。世界の経済発展や科学振興などのために，世界の計量単位を1量1単位とすることを原則として統一し，その採用が世界各国に推奨されているものである。日本では，計量法により，国際単位系の使用が義務付けられている。国際単位系には，基本単位（表 3.1）と組立単位（表 3.2）がある。単位には，質量の単位である kg を除き，接頭語（表 3.3）をつけてもよいことになっている。

国際単位系には，以下に示す規則がある[1]。

①接頭語を重ねて用いてはいけない（例　mμA）

②積は「・」とするか，または何も付けない（例　V・s または Vs）

③商のとき，斜線は1つしか入れない（例　J/s/m の場合は J/m・s^{-1} とするなど）

④接頭語を用いるとき，接頭語のまえに記述する数字は，0.1 から 1,000 の間に入れるようにする（例　4.5 km，0.57 μF，200 mA）

表 3.1 SI Base units

Units	Symbol	Physical quantity
meter	m	length
kilogram	kg	mass
second	s	time
ampere	A	electric current
kelvin	K	thermodynamic temperature
mole	mol	amount of substance
candela	cd	luminous intensity

表 3.2 SI coherent derived units[1]

Derived quantity	Name	Symbol	Expression in terms of other SI units	Expression in terms of SI base units
plane angle	radian[a]	rad	—	$m \cdot m^{-1} = 1$[b]
solid angle	steradian[a]	sr[c]	—	$m^2 \cdot m^{-2} = 1$[b]
frequency	hertz	Hz	—	s^{-1}
force	newton	N	—	$m \cdot kg \cdot s^{-2}$
pressure, stress	pascal	Pa	N/m²	$m^{-1} \cdot kg \cdot s^{-2}$
energy, work, quantity of heat	joule	J	N·m	$m^2 \cdot kg \cdot s^{-2}$
power, radiant flux	watt	W	J/s	$m^2 \cdot kg \cdot s^{-3}$
electric charge, quantity of electricity	coulomb	C	—	$s \cdot A$
electric potential difference, electromotive force	volt	V	W/A	$m^2 \cdot kg \cdot s^{-3} \cdot A^{-1}$
capacitance	farad	F	C/V	$m^{-2} \cdot kg^{-1} \cdot s^4 \cdot A^2$
electric resistance	ohm	Ω	V/A	$m^2 \cdot kg \cdot s^{-3} \cdot A^{-2}$
electric conductance	siemens	S	A/V	$m^{-2} \cdot kg^{-1} \cdot s^3 \cdot A^2$
magnetic flux	weber	Wb	V·s	$m^2 \cdot kg \cdot s^{-2} \cdot A^{-1}$
magnetic flux density	tesla	T	Wb/m²	$kg \cdot s^{-2} \cdot A^{-1}$
inductance	henry	H	Wb/A	$m^2 \cdot kg \cdot s^{-2} \cdot A^{-2}$
Celsius temperature	degree Celsius	℃	—	K
luminous flux	lumen	lm	cd·sr[c]	$m^2 \cdot m^{-2} \cdot cd = cd$
illuminance	lux	lx	lm/m²	$m^2 \cdot m^{-4} \cdot cd = m^{-2} \cdot cd$
activity (of a radionuclide)	becquerel	Bq	—	s^{-1}
absorbed dose, specific energy (imparted), kerma	gray	Gy	J/kg	$m^2 \cdot s^{-2}$
dose equivalent[d]	sievert	Sv	J/kg	$m^2 \cdot s^{-2}$
catalytic activity	katal	kat	—	$s^{-1} \cdot mol$

(a) The radian and steradian may be used advantageously in expressions for derived units to distinguish between quantities of a different nature but of the same dimension.

(b) In practice, the symbols rad and sr are used where appropriate, but the derived unit "1" is generally omitted.

(c) In photometry, the unit name steradian and the unit symbol sr are usually retained in expressions for derived units.

(d) Other quantities expressed in sieverts are ambient dose equivalent, directional dose equivalent, personal dose equivalent, and organ equivalent dose.

表 3.3　SI prefixes

Factor	Name	Symbol
10^{24}	yotta	Y
10^{21}	zetta	Z
10^{18}	exa	E
10^{15}	peta	P
10^{12}	tera	T
10^{9}	giga	G
10^{6}	mega	M
10^{3}	kilo	k
10^{2}	hecto	h
10^{1}	deka	da
10^{-1}	deci	d
10^{-2}	centi	c
10^{-3}	milli	m
10^{-6}	micro	μ
10^{-9}	nano	n
10^{-12}	pico	p
10^{-15}	femto	f
10^{-18}	atto	a
10^{-21}	zepto	z
10^{-24}	yocto	y

⑤積や商の形のとき，接頭語は先頭の1つだけに使用できる（例 mm/μs は km/s とする）

⑥単位であることを明示したいときには，〔　〕の中に入れる（例 〔mm〕，〔N〕，〔V·s〕）

3.3　生体信号の種類

　生体に起こる現象は，さまざまな物理量で表現される。生体信号とは，生体から発生するエネルギーや物質からなる情報である。生体信号は，大枠として電気的信号，力学的信号，化学的信号に分類される。電気的信号とは，神経細胞や筋細胞などの興奮性細胞が発生する膜電位（イオン電流）である。力学的信号とは，流体がもつ圧力，流量や流速度，生体の振動などを計測した物理量である。化学的信号とは，血液や体液中に含まれる生化学的成分や酸素，二酸化炭素 pH などの血液ガスなどを対象に計測した量である。表 3.4 は，生体信号の種類と得られる生体情報についてまとめたものである。

表 3.4　Biological signal and biological information

Biological signal (physical and chemical quantity)	Biological information
electrical signal	electrocardiogram (ECG), electromyogram (EMG), electroencephalogram (EEG), electrooculography (EOG), etc.
pressure	blood pressure, intracardiac pressure, etc.
flow velocity or flow volume	blood flow, cardiac output, reserve volume, inspired volume, etc.
temperature	mouth, body surface, etc.
pH	blood pH, urine pH, etc.
power, acceleration, activity	skeletal motion, body sway, center of foot pressure (gravity), cardiac sound, etc.
partial pressure	artery, vein (oxygen, carbon dioxide), etc.
chemical material	electrolyte, cholesterol, lactic acid, etc.

3.4　生体信号の処理

3.4.1　標本化

(1) アナログ信号とディジタル信号

電流や電圧などの連続的に変化する信号をアナログ信号（Analog signal），連続的に変化する信号をある一定の間隔で記録した離散的な信号をディジタル信号（Digital signal）という（図 3.1）。アナログ信号からディジタル信号に変換する回路には，A/D 変換器がある。ディジタル信号が記録された間隔をサンプリング間隔（Sampling interval）といい，またサンプリング間隔の逆数を取ったものがサンプリング周波数（Sampling frequency：単位時間あたりにアナログ信号を記録する頻度）である。サンプリング間隔が短いほど，ディジタル信号であってもアナログ信号とほぼ同じ情報を得ることができる。適切なサンプリング間隔を設定するためには，次に示す標本化定理の考え方が重要となる。

(2) 標本化定理

標本化定理（またはサンプリング定理）（Sampling theorem）とは，米国ベル研究所の電気工学者であるナイキストが導いた，適切なサンプリング間隔の条件を示した定理である。標本化定理が示す条件は式 (3-1) で表される[3]。

［標本化定理］
連続信号に含まれる周波数成分を正しく再現するためには，サンプリング周波数 f_s が連続信号に含まれる周波数上限 f_{max} の 2 倍以上でなければならない。

$$f_s \geqq 2 f_{max} \tag{3-1}$$

標本化定理を理解するために，周波数が 2 Hz の余弦波をディジタル信号として記録する例を考える。図 3.2 に示すように，サンプリング周波数

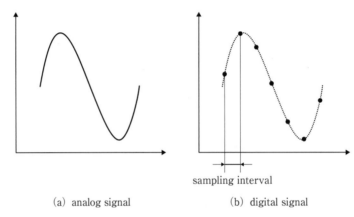

図 3.1　Analog and digital signals

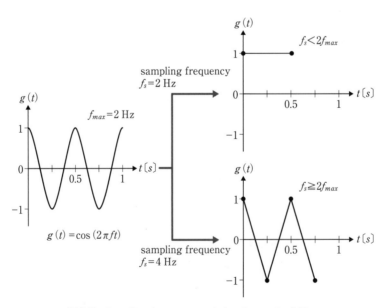

図 3.2　Sampling frequency and signal reproducibility

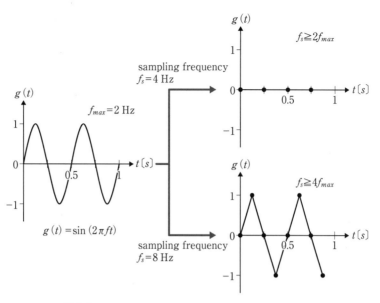

図 3.3 Sampling frequency and signal reproducibility

f_s が 4 Hz（$f_s \geq 2f_{max}$）のディジタル信号は，周波数 2 Hz の余弦波を再現可能なことがわかる。一方，サンプリング周波数 f_s が 2 Hz（$f_s < 2f_{max}$）のディジタル信号は，周波数 2 Hz の余弦波を再現できないことがわかる。計測の対象となる信号を再現するためには，標本化定理の条件にあうサンプリング間隔で計測しなければならない。

アナログ信号からディジタル信号に変換する場合，現実的にはサンプリング周波数 f_s は，計測の対象となる信号に含まれる周波数上限 f_{max} の 4 倍以上が望ましい。これはディジタル信号に変換したい信号として周波数が 2 Hz の正弦波の場合を考えるとわかりやすい。標本化定理に基づけば，サンプリング周波数 f_s は，正弦波に含まれる周波数上限 f_{max} の 2 倍以上の周波数，つまり 4 Hz 以上であれば信号を再現できることになる。しかしながら，図 3.3 に示すように，対象となる信号の周期によっては，$f_s \geq 2f_{max}$ の条件を満たしていたとしても，アナログ信号の再現が十分にできない場合もある。したがって，サンプリング周波数は $f_s \geq 4f_{max}$ の条件を満たし，可能な限り高い周波数が望ましい。

3.4.2 周波数解析

(1) フーリエの定理とフーリエ級数

周期的な信号の測定値が描く図形を波形という。フランスの数学・物理学者フーリエは，以下に示すフーリエの定理（Fourier's theorem）を発

表した。不規則に見える波形でも周期性のある波形であれば，基本となる周波数と，その整数倍の高調波周波数をもつ正弦波と余弦波の組み合わせで表現できる。この定理を数学的な式で表現したものがフーリエ級数（Fourier series）である[3]。

フーリエ級数とは，ある時間信号 $x(t)$ が，ある周期 T をもつ周期関数であるとき，$x(t)$ は，直流成分と周期の逆数 $1/T$ で与えられる基本波成分，基本波成分の整数倍 n/T の周波数成分の和として表される（式3-2）。

> [フーリエの定理]
> 任意の周期関数（ある一定の周期ごとに同じ値が繰り返される関数）は，正弦波と余弦波の級数和で表すことができる。

$$x(t) = a_0 + \sum_{n=1}^{\infty} \left(a_n \cos\left(2\pi \frac{n}{T} t\right) + b_n \sin\left(2\pi \frac{n}{T} t\right) \right) \quad (3\text{-}2)$$

式（3-2）において，a_0 は直流成分を表し，周波数が最も低い a_1 および b_1 ではじまる項は基本波成分，その他の項は高調波成分である。直流成分は，任意の周期関数の平均値である。また直流成分を除く正弦波と余弦波の係数（$a_1 \sim a_n$，$b_1 \sim b_n$）をフーリエ係数とよび，任意の周期関数における各周波数の含まれぐあいを示すものである。フーリエ係数を周波数軸上に並べたものは周波数スペクトル（Frequency spectrum）という。

(2) 周波数解析の手順

周波数解析（Frequency analysis）とは，任意の周期関数のフーリエ係数から周波数スペクトルを求める処理のことである。周波数スペクトルとは，フーリエ係数を周波数軸上に並べたものであり，入力波形を構成する周波数ごとの含まれぐあいを表すものである（図3.4）。分解できる最小の周波数は，周波数分解能（Frequency resolution）に依存する。

ディジタル信号の周波数解析の手順を図3.5に示す。周波数解析は，①フーリエ変換処理の誤差をできるだけ少なく抑えるための窓関数処理，②入力波形を構成する周波数成分の含まれぐあいを求めるフーリエ変換，③周波数成分の含まれぐあいである周波数スペクトルの算出，により行われる。入力波形の直流成分（0 Hz の周波数成分）は，①の窓関数処理を行うまえに，入力波形のサンプル値それぞれから，入力波形の平均値を減ずることにより，取り除くことができる。

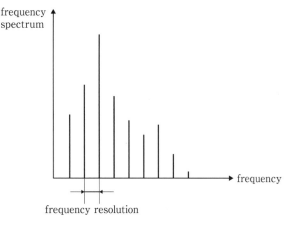

図 3.4 Frequency spectrum and resolution

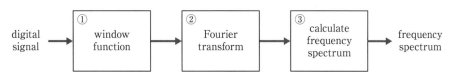

図 3.5 The steps of frequency analysis

(3) 窓関数処理

　フーリエ変換（Fourier transform）は，入力波形の一部を切り出し，切り出した波形が連続した周期信号であると仮定して行う。切り出した波形の最初と最後には，不連続が生じている場合が多く，これがスペクトルの誤差となって現れる。この誤差を可能な限り抑えるために，図 3.6 に示すような窓関数（Window function）を対象となる入力波形に乗じることで，切り出した信号の最初の値と最後の値を等しくする。窓関数には，方形窓やハニング窓，ハミング窓，ブラックマン窓など多くの種類があり，入力波形の特徴によって適切なものを選択する。

(4) フーリエ変換と周波数分解能

　フーリエ変換とは，「不規則に見える波形でも周期性のある波形であれば，基本となる周波数と，その整数倍の高調波周波数をもつ正弦波と余弦波の組み合わせで表現できる」というフーリエの定理をもとに，各周波数成分の含まれぐあい，つまりフーリエ係数を求めるものである。

　ディジタル信号に対するフーリエ変換は，離散フーリエ変換とよばれる。入力波形を $x(n)$，入力波形のサンプル数を N，フーリエ変換の結果を $X(k)$ とすると，離散フーリエ変換の定義は式 (3-3) で表される[3]。

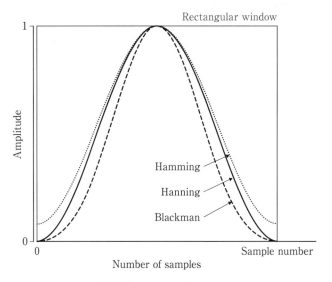

図 3.6 Window functions

$$X(k) = \sum_{n=0}^{N-1} x(n) e^{-j\frac{2\pi}{N}kn} \tag{3-3}$$

式 (3-3) の複素指数関数の周期性を利用し，離散フーリエ変換を高速化した処理が高速フーリエ変換である．離散フーリエ変換は，入力波形のサンプル数が増加するほど，処理時間が増加するため，高速フーリエ変換が用いられることが多い．周波数分解能 Δf は，入力波形のサンプリング間隔を Δt，入力信号のサンプル数を N とすると式 (3-4) で表される．

$$\Delta f = \frac{1}{\Delta t \cdot N} \tag{3-4}$$

(5) 周波数スペクトルの算出

周波数スペクトルの代表的な表現方法には，各周波数成分の振幅を表す振幅スペクトルや，各周波数成分がもつエネルギーの比を表すパワースペクトルがある．周波数スペクトルの数値が大きいほど，対象波形に含まれる割合が大きいことを表す．フーリエ変換により求められた正弦波成分の係数を a_n，余弦波成分の係数を b_n とすると，振幅スペクトル X_n およびパワースペクトル X_n^2 は，それぞれ式 (3-5)，(3-6) で表される[3]．また，パワースペクトルについて，信号のサンプリング間隔やサンプル数の違いを考慮し正規化したものが，パワースペクトル密度である．周波数を Δf とすると，パワースペクトル密度 Z_n は式 (3-7) で表される．

$$X_n = \sqrt{a_n{}^2 + b_n{}^2} \tag{3-5}$$

$$X_n{}^2 = a_n{}^2 + b_n{}^2 \tag{3-6}$$

$$Z_n = \frac{a_n{}^2 + b_n{}^2}{\Delta f} \tag{3-7}$$

3.4.3 フィルタ

(1) ディジタルフィルタ

フィルタとは，さまざまな周波数成分を含む任意の信号から，必要な周波数をもつ信号のみを取り出す電子回路のことである．本書では，計測したディジタル信号に含まれるノイズの除去や必要な周波数成分のみを取り出すことのできるディジタルフィルタ (Digital filter) として，FIR (Finite impulse response) ディジタルフィルタについて述べる．FIRディジタルフィルタは線形時不変システムであるため，システムの位相特性が線形となり，入力信号の形状には影響を与えない．線形時不変システムの説明は割愛する．

フィルタ係数の個数が M の FIR ディジタルフィルタの構成を図 3.7 に示す[4]．FIR ディジタルフィルタを構成する z^{-1} は，時間的な 1 単位の遅れを表すパラメータである．式 (3-8) に出力信号 $y(n)$ と入力信号 $x(n)$ の関係式を示す．ディジタルフィルタの出力信号は，入力信号の最新のサンプル値と過去のサンプル値にフィルタ係数 $h(0)$〜$h(M-1)$ を掛け合わせた結果を累積することで求められる．フィルタ係数は図 3.7 のシステムのインパルス応答 (Impulse response) に等しい．インパルス応答は本来無限個の関数であるが，FIR ディジタルフィルタを構成するさいは，その個数を有限個として設計する．インパルス応答は左右対称であるため（左右対象とすることで直線位相特性を実現できる），フィルタ係数の個数 M は奇数となる．フィルタ係数を設計することにより，任意の周波数成分の除

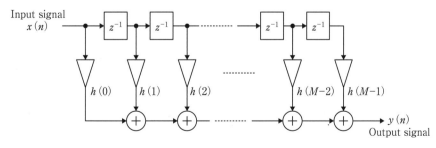

図 3.7 Finite impulse response digital filter constitution

去や抽出を実現することができる。

　入力信号のサンプリング間隔を $T=1/f_s$ とすると，FIRディジタルフィルタの伝達関数（Transfer function）は式（3-9），振幅特性（Amplitude response）は式（3-10），位相特性（Phase response）は式（3-11）で表される[4]。また出力信号には時間遅れ T_d が発生し，これは入力信号のサンプリング間隔をT[s]とすると式（3-12）で計算される。フィルタ係数が増加するほど振幅特性は鋭くなるが，処理時間の増加や振幅特性へのGibb's現象〈Gibb's phenomenon：カットオフ周波数（Cut-off frequency）の近くで波形の角が飛び出たようになる現象〉の発生，出力信号の時間遅れが長くなるといった問題がある。フィルタの振幅特性に現れるGibb's現象は，フィルタ係数に窓関数を掛け合わせることで緩和が可能である。

$$y(n)=\sum_{k=0}^{M-1}h(k)x(n-k) \tag{3-8}$$

$$H(j\omega)=\sum_{n=0}^{M-1}h(n)e^{-j\omega nT}=\sum_{n=0}^{M-1}h(n)\{\cos(n\omega T)-j\sin(n\omega T)\} \tag{3-9}$$

$$|H(j\omega)|=\sqrt{\left\{\sum_{n=0}^{M-1}h(n)\cos(n\omega T)\right\}^2+\left\{\sum_{n=0}^{M-1}-h(n)\sin(n\omega T)\right\}^2} \tag{3-10}$$

$$\theta(j\omega)=\tan^{-1}\left\{\frac{\sum_{n=0}^{M-1}-h(n)\sin(n\omega T)}{\sum_{n=0}^{M-1}h(n)\cos(n\omega T)}\right\} \tag{3-11}$$

$$T_d=\frac{M-1}{2}\cdot T \tag{3-12}$$

(2) フィルタ係数の設計

　代表的なフィルタには以下の4種類がある[5]。表3.5に各フィルタ係数の設計方法をまとめた。

　①低域通過フィルタ（Low-pass filter）
　　　低域周波数のみを通過させるフィルタ
　②高域通過フィルタ（High-pass filter）
　　　高域周波数のみを通過させるフィルタ
　③帯域通過フィルタ（Band-pass filter）
　　　ある帯域の周波数成分だけを通過させ，それ以外の周波数成分は除

表 3.5 Amplitude and impulse responses

Filter	Amplitude response	Impulse response
Low-pass filter	$\|H(j\omega)\|$, 1, f_C	$\omega_c = \dfrac{2\pi f_C}{f_s}$ $\begin{cases} h(n) = \dfrac{1}{\pi n}\sin(n\omega_c) & n \neq 0 \\ h(0) = \dfrac{2f_C}{f_s} & n = 0 \end{cases}$
High-pass filter	$\|H(j\omega)\|$, 1, f_C	$\omega_c = \pi - \dfrac{2\pi f_C}{f_s}$ $\begin{cases} h(n) = (-1)^n \dfrac{1}{\pi n}\sin(n\omega_c) & n \neq 0 \\ h(0) = \dfrac{2f_C}{f_s} & n = 0 \end{cases}$
Band-pass filter	$\|H(j\omega)\|$, 1, f_{CL}, f_{CH}	$\omega_L = \dfrac{2\pi f_{CL}}{f_s},\ \omega_H = \dfrac{2\pi f_{CH}}{f_s},\ \omega_c = \dfrac{\omega_H - \omega_L}{2},\ \omega_0 = \dfrac{\omega_H + \omega_L}{2}$ $\begin{cases} h(n) = 2 \cdot \dfrac{1}{\pi n}\sin(n\omega_c)\cdot\cos(n\omega_0) & n \neq 0 \\ h(0) = \dfrac{2(f_{CH} - f_{CL})}{f_s} & n = 0 \end{cases}$
Band-reject filter	$\|H(j\omega)\|$, 1, f_{CL}, f_{CH}	$\omega_L = \dfrac{2\pi f_{CL}}{f_s},\ \omega_H = \dfrac{2\pi f_{CH}}{f_s},\ \omega_c = \dfrac{\omega_H - \omega_L}{2},\ \omega_0 = \dfrac{\omega_H + \omega_L}{2}$ $\begin{cases} h(n) = -2 \cdot \dfrac{1}{\pi n}\sin(n\omega_c)\cdot\cos(n\omega_0) & n \neq 0 \\ h(0) = 1 - \dfrac{2(f_{CH} - f_{CL})}{f_s} & n = 0 \end{cases}$

f_s：Sampling frequency　　f_C, f_{CL}, f_{CH}：Cut off frequency

　　去するフィルタ
④帯域除去フィルタ（Band-reject filter）
　　ある帯域の周波数成分だけを除去し，それ以外の周波数成分は通過させるフィルタ

参考文献

1) 斎藤正男：医用工学の基礎, 昭晃堂, pp. 69-82, 1990.
2) 嶋津秀昭, ほか：医用工学概論, コロナ社, pp. 69-70, 2012.
3) 坂巻佳壽美：見てわかるディジタル信号処理, 工業調査会, pp. 16-36, 46-78, 1998.
4) 中村尚五：ビギナーズデジタルフィルタ, 東京電機大学出版局, pp. 18-79, 1989.
5) 三上直樹：はじめて学ぶディジタル・フィルタと高速フーリエ変換, CQ出版, pp. 92-98, 2005.

第4章 生体の電気的計測

4.1 不分極電極

電極は生体内で生じたイオン電流を電子電流に変換する。電極が生体組織に触れると，接触面に分極が生じる。分極は直流電圧（分極電圧：Polarizing voltage）を発生し，通常は計測対象の電圧振幅よりも大きいため，計測が困難となる。計測を容易にするため，分極電圧の小さい電極材を選ぶことが望ましい。

分極電圧がきわめて小さい電極を不分極電極（Non-polarizing electrode）とよぶ。代表的な不分極電極に，銀-塩化銀電極（Silver-silver chloride electrode）がある。汗などに含まれるCl^-イオンが電極接触面に流れ込んだ場合でも，塩化銀の可逆変化のおかげでCl^-イオンは接触面に蓄積されず，分極電圧は数$100\,\mu V$に下げられる（図4.1）。通常は，皮膚の上にNaClや高級脂肪酸などを含むクリームを塗り，そこに銀-塩化銀電極を貼り付けて使用する。

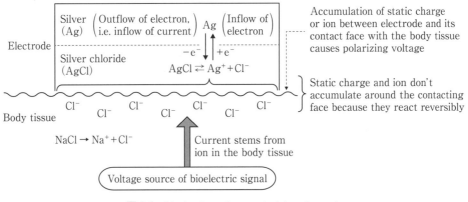

図 4.1 Mechanism of non-polarizing electrode

4.2 脳波測定

脳波（Electroencephalogram：EEG）の測定では，頭皮上の広範囲の電気活動を同時にはかる必要がある。そのため頭皮上の複数箇所に電極を設置する。頭部の形状には個人差があるため，前後左右の基準点（鼻根：nasion，後頭結節：inion，左耳介前点，右耳介後点）の距離を10％あるいは20％に分割し，電極位置を決定する方法がとられる（図4.2）。この方法は国際10-20法として定められている。

脳の大脳皮質には140億個以上の神経細胞が存在する。これらの神経細胞は同時並行的に電気活動を行っている。その総和は頭皮上に電位分布をつくりだし，電位分布は時々刻々と変化する。この電位分布の時間変化を電極にて局所的に検出し，増幅・フィルタ処理して得られたものが脳波である。大脳皮質と頭皮との間に存在する脳脊髄液や頭骨などの影響で，信号は頭皮に到達するまでに1/100〜1/1,000に減衰する[2]。そのため，脳波の振幅は数μV〜300μVと小さい。商用電源雑音（通称ハムノイズ）の影響や他の雑音の影響を受けやすく，従来はシールドルーム内で計測されてきた。現在は，ディジタルフィルタなどの雑音対策技術の向上により，シールドルーム外で計測できる装置が増えている。通常の脳波計は，入力部，増幅部，フィルタ部，記憶部および出力部から構成される。出力信号は記録紙や電子ディスプレイ上に表示される。以前はすべてアナログ方式であったが，最近ではコンピュータで各種のデータ処理ができるディジタル方式が大半を占めている。

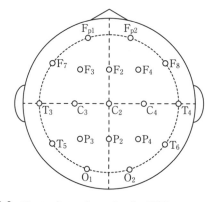

図4.2 Electrode configuration for EEG measurement

4.2.1 代表的な脳波

脳波はおもに大脳皮質からくる電気的信号であり，周波数により大きく下表の4種類に分類される（表4.1）。

4.2.2 睡眠と脳波

睡眠時の脳波，筋電図，眼球運動から睡眠段階は5つに分けられる。各段階で観測される脳波の特徴を以下に示す[2]。

Stage 1（入眠期）：入眠期にはさらに抑制期，さざ波（Ripple wave）期，瘤波（Hump）期の3段階がある。

〈抑制期〉 α 波出現量が50%以下。

〈さざ波期〉 α 波が消失。C_3，C_4 優位に6 Hz前後の低振幅 θ 波（さざ波）が出現。

〈瘤波期〉 C_3，C_4 優位に2〜3相性波の瘤波が出現。

Stage 2（軽睡眠期）：C_3，C_4 優位に14 Hzの紡錘波（Spindle）が出現。

〈K-複合（K-complex）〉 C_3，C_4 優位に音などによる覚醒反応として瘤波に紡錘波が結合した波形または高振幅 δ 波が出現。

Stage 3（中等度睡眠期）：2 Hz以下で75 μV以上の δ 波が分析区画の20〜50%を占める。

Stage 4（深睡眠期）：2 Hz以下で75 μV以上の δ 波が分析区画の50%以上を占める。

Stage REM（REM睡眠期）：比較的低振幅のさまざまな周波数の脳波が出現。入眠期（Stage 1）に酷似。脳波以外では急速眼球運動（Rapid Eye Movement：REM）が出現。

表 4.1 Classes of basic electroencephalogram

Class	Frequency	Amplitude	Feature
δ wave (slow wave)	〜4 Hz	a few tens 〜300 μV	High-amplitude, non-periodical waves, observed during sleep in adults
θ wave (slow wave)	4〜8 Hz	smaller than δ wave	Basic wave for infants, observed notably from the parietarl-lateral region
α wave (basic wave)	8〜13 Hz	10〜50 μV	Sinusoidal wave, observed during sleep with closed eyes from the occipital region
β wave (fast wave)	13〜(60) Hz	<10 μV	Waves, recorded from the frontal region during rest with closed eyes

4.2.3 特殊な脳波

脳波には下記の特殊なものもあり，治療や研究において測定されている。

①誘発電位：特別に調整された外部刺激に応じて誘発される活動電位。光に対する視覚的誘発電位，体性感覚刺激に対する体性感覚誘発電位，および音に対する聴覚誘発電位がある。

②術中皮質脳波：皮質表面にシート状電極を置き，皮質表面の正確な機能領域を確認しながら手術を行う。

③深部脳波：先端に数個の接触点を有する紐状(ひもじょう)の電極を，穿頭(せんとう)下でガイドワイヤにより定位脳手術装置を用いて目的部位に挿入，留置し，深部の活動電位を測定する。

4.3 筋電図

筋活動は，1本の運動神経で支配された，いくつかの筋繊維を1つの単位として起こる。運動神経の興奮は，神経インパルス列として筋繊維の神経・筋接合部に達し，そこから筋繊維の両端に向かって筋繊維膜の電気的興奮が伝搬し，緊張力が発生する。このような筋活動にともなう活動電位を記録したものが広義の筋電図（Electromyogram：EMG）である[3]。筋には骨格筋（随意筋）と平滑筋（不随意筋）があるが，一般に筋電図計測は骨格筋を対象にすることが多く，たんに筋電図といった場合には，骨格筋の活動電位のことを指す。骨格筋の筋電図振幅は $10\,\mu V \sim 10\,mV$ 程度であり，周波数帯域は $5 \sim 10{,}000\,Hz$ と他の生体電気現象と比べて広い。

4.4 眼電図（眼振図）

角膜と網膜の間に存在する直流電位が形成する分布は眼球の動きによって変化する。皿電極を眼窩上縁と下縁，両外眼角外方に接着し，眼球の垂直，水平運動による電位変化を検出し，記録したものが眼電図（Electrooculogram）である[3]。耳鼻科領域では眼振図（Electronystagmiogram）とよばれる。$10°$ の眼球偏位に対して $50 \sim 200\,\mu V$ の電位を有することから，脳波計と同様の増幅を必要とする。また，直流から $100\,Hz$ までの周波数成分を含んでいる。眼振計では，眼球の動きの原波形に加え，速度波形（微分波形）も同時に記録する。

4.5 心電図

4.5.1 心臓の力学的仕事

心臓は,血液を全身に送り出し,また,全身からの血液を吸い込むことで,全身への血液循環を行うポンプである。その循環量は毎分5L程度であり,この量の血液を循環させるために心臓は血液を吸い込む(血液が心臓に流入する)ために弛緩する拡張期(Diastole)と,血液を拍出するために収縮する収縮期(Systole)を有している。

具体的には(図4.3参照),拡張期では,まず心臓の右上部の右心房が弛緩し,静脈系を通して全身からの血液を吸い込み,次に心臓の右下の部分の右心室が弛緩して右心房内の血液を吸い込む。また,右心房の弛緩とほぼ同時期に心臓の左上の部分の左心房が弛緩し,肺静脈を介して,肺で酸素化された血液を吸い込み,その後,心臓の左下の部分の左心室が弛緩し,左心房内の血液を吸い込む。そして収縮期では,右心室が収縮し,肺動脈を介して血液を全身から心臓に戻った血液を酸素化するために肺に拍出する。また,右心室の収縮とほぼ同時期に,左心室が収縮し,酸素化され肺から心臓に集められた血液を動脈を介して全身に拍出する。このような拡張と弛緩のくり返しで血液が体内を循環することになる。

4.5.2 Stanniusの実験と心臓のペースメーカ

心臓は,一定のリズムで拍動を続け,その拍動のリズムを調節するために興奮刺激を出し続ける部位を心臓のペースメーカ(Pacemaker)という

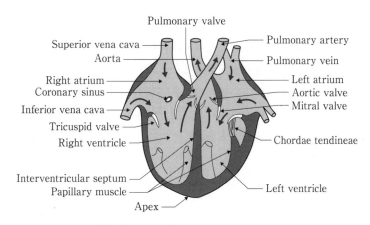

図4.3 Internal structure of the heart

が，このペースメーカが心臓内のどの場所にあるかを調べた実験がスタニウス（Stannius）の実験である．スタニウスはペースメーカの位置を調べるためにカエルの心臓を用い，まず静脈と心房の接合部を結紮し，静脈と心房の間の興奮の伝導を切断した．これを第一結紮という．その結果，静脈の基部は拍動するが，心房の拍動が止まったため，静脈基部にペースメーカの1つが存在すると考えた．しかし，第一結紮を行ったしばらくあとに，心房と心室がゆっくり拍動をはじめた．このことから，心房と心室の間にもう1つのペースメーカが存在すると考え，その位置をさぐることとなった．そのため，第一結紮によって拍動が停止している間に，心房と心室の境界部を結紮したところ（第二結紮），心室のゆっくりとした拍動が観察された．この結果から第2のペースメーカが心室の上部にあると仮定し，心室の上から1/3の部分と下から1/3の部分の間を結紮したところ（第三結紮），心臓の先端である心尖部の拍動は停止したが，それ以外の心室の部分は拍動を続けた．この結果から第2のペースメーカが心室上部に存在すると結論付けた．

4.5.3　刺激伝導路

心臓は，4.5.2項で示したペースメーカにより一定のリズムで拍動することができる．しかし，心臓全体が単純に同期して同時に収縮と弛緩をくり返すのであれば，4.5.1項でも示した血液の循環を行うことができない．血液の循環を行うには，心臓を構成する4つの部屋（右心房，左心房，右心室，左心室）がタイミングよく連動する必要がある．この連動を制御するしくみの根本となるのが刺激伝導路（Excitation conducting system）とよばれる特殊心筋により構成される興奮の伝導経路である．

刺激伝導路は図4.4に示すように，洞房結節（Sinoatrial node），房室結節（Atrioventricular node），ヒス束（Bundle of His），右脚（Right bundle branch），左脚（Left bundle branch），プルキンエ線維（Purkinje fiber）により構成されている．

洞房結節：心臓の拍動を制御するペースメーカであり，これが4.5.2項で述べた第1のペースメーカである．この洞房結節は独自のリズムで興奮を発生させる機能を有しているが，基本的には自律神経により，興奮を発生させるタイミングが制御されている．洞房結節で発生した興奮は，心房内の心房内伝導路という部分をおもに伝導し，右心房と左心房の拍動を調節することになる．

房室結節：これが4.5.2項で述べた第2のペースメーカで，洞房結節と

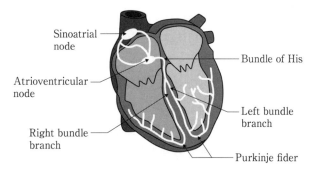

図 4.4 Excitation conducting system

同様に独自のリズムで興奮を発生させる機能を有するが，そのリズムは洞房結節より遅いため，心房内を伝導する興奮がすべて心房内に伝わったタイミングで興奮を発生することになり，その結果として心房と心室の拍動のタイミングを調整する役目を果たすことになる。

　ヒス束（Bundle of His）：房室結節でタイミングが調整された興奮を右脚と左脚に伝える部分で，興奮の伝導速度が遅いため，結果として心室から心房へ興奮が逆伝導するのを防止する役目ももつ。

　右脚（Right bundle branch）および左脚（Left bundle branch）：右心室と左心室の間の心室中隔とよばれる壁の中に存在する興奮の伝導経路であり，興奮が心室全体に伝導するまえに，心臓の先端部である心尖部まで伝える役目をもっている。

　プルキンエ線維（Purkinje fiber）：右脚と左脚により心尖部まで伝導した興奮を，心室の下方から上方に伝えるための伝導路で，このプルキンエ線維があるために，心室は下から上に向かって収縮することが可能となる。

　以上の刺激伝導路内を，洞房結節で発生した興奮が，心房内，房室結節，ヒス束，右脚・左脚，プルキンエ線維の順に伝導することで，心房は上から下に，そしてそれに続き心室が下から上に向かって順に収縮することができる。なお，心室の上方まで伝わった興奮は，そのままでは上部の心房に再度伝導してしまうが，実際には，心房と心室の間には，房室間溝とよばれる興奮を伝導させない部分があり，この部分により，心室から心房に再度伝導することがないようになっている。

4.5.4 心電図，Einthoven の三角形

　4.5.3 項で述べたように，第 1 のペースメーカである洞房結節で発生した興奮が心臓内を伝わることで，心臓が適切なリズムとタイミングで拍動

し，血液の循環を行うことができる。つまり，この心臓内の興奮の伝導のようすが心臓の状態を表すことにつながるのである。そのため，この興奮の伝導のようすを外部から捉えることができれば，心臓の状態を把握することができると考え，多くの研究者たちが，興奮伝導を捉える方法をさぐってきた。その結果，人体の何カ所かに電極を装着し，その電極により捉えられる電位波形が心臓内を伝導する興奮を反映するものだとわかり，この体外で捉えられる電位波形を心電図（Electrocardiogram：ECG）とした。

(1) 標準肢誘導

からだの2カ所に装着した電極から差動アンプを用いて得られた電位を双極誘導による電位波形とよび，この方法を用い，かつ，図4.5(a)のように電極を右腕（R），左腕（L），そして左脚（F）に装着し，この3カ所の電極の中の2カ所の電極から双極誘導で得た心電図を標準肢誘導（Standard limb leads）という。

このとき，手足が導電体でたんなるリード線のようなものだと考えると，図4.5(b)のように3カ所のR, L, Fの電極は胴体の付け根に装着されているのと同じとみなすことができる。そして，それぞれの電極から得られた電位 V_R, V_L, V_F から双極誘導で得た標準肢誘導の波形 I, II, III は下記の式で表すことができる。

$$\text{I} = V_\text{I} = V_L - V_R$$
$$\text{II} = V_\text{II} = V_F - V_R$$
$$\text{III} = V_\text{III} = V_F - V_L$$

これら3つの誘導により得られた心電図波形はそれぞれ，第 I 誘導，第

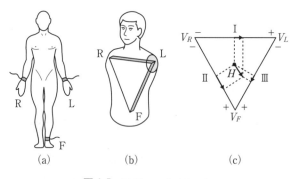

図4.5 Einthoven's triangle

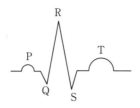

図 4.6 Schematic diagram of an electrocardiogram waveform

Ⅱ誘導，第Ⅲ誘導による心電図とよばれ，心臓内を伝導する興奮による起電力を H とすると，図 4.5(c) のように，R, L, F の電極を頂点とした三角形の各辺での心臓内起電力 H の投影を表すこととなる．つまり，第Ⅰ誘導，第Ⅱ誘導，第Ⅲ誘導による心電図の変化が，心臓内を伝導する興奮による起電力ベクトル $\boldsymbol{H}$ の胴体における鉛直平面での成分を表すことを意味する．この考え方は，アイントーヘン（Einthoven）によるもので，とくに R, L, F の電極を頂点とした三角形をアイントーヘンの三角形（Einthoven's triangle）とよぶ．

この標準肢誘導の心電図波形は図 4.6 に示すような波形で，おもに P 波，Q 波，R 波，S 波，T 波とよばれる波形で構成される．

この波形では，P 波が心房の収縮，QRS 波が心室の収縮そして T 波が心室の弛緩に対応する．

(2) 単極肢誘導

標準肢誘導は，手足に装着した電極間の電位波形を双極誘導によって得る方法であるが，手足に装着した各電極による電位波形 V_R, V_L, V_F を，電位が 0 となる点を基準として記録する方法が考えられ，これを単極肢誘導（Unipolar limb leads）という．この場合，電位が 0 となる基準の点は，図 4.7 に示す中心電極（Central terminal）とよばれ，各手足に装着した電極に抵抗 R を接続し，その抵抗を束ねた点である．この中心電極はウイルソン（Wilson）により考案されたものである．

この単極肢誘導による電位波形 V_R, V_L, V_F は振幅が小さく，心電図の一種として使用するには問題があったため，中心電極と他の電極を接続している抵抗の中で，図 4.8(b) に示すように，測定するための電極と中心電極の間の 1 本の抵抗のみを取り除き，他の 2 本の抵抗のみを残すことで，波形の振幅を 1.5 倍に増高する方法がゴールドバーガー（Goldberger）によって考案され，この方法による単極肢誘導を増高単極肢誘導（Augmented unipolar limb leads）という．この増高単極肢誘導による電位を記

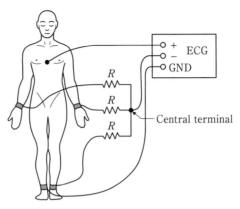

図 4.7 Central terminal

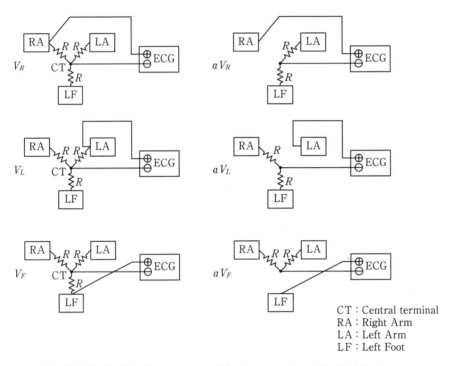

(a) Unipolar limb leads　　(b) Augmented unipolar limb leads

図 4.8 Unipolar limb leads and Augmented unipolar limb leads

号では，単極肢誘導と区別するために aV_R, aV_L, aV_F と表す。

(3) 単極胸部誘導

(1)で示した標準肢誘導で得られた心電図波形は，アイントーヘンの三角形の考え方を利用した心臓内起電力の鉛直平面での成分を表していた。しかし，立体である心臓の内部を伝導する心臓内起電力の変化を把握する

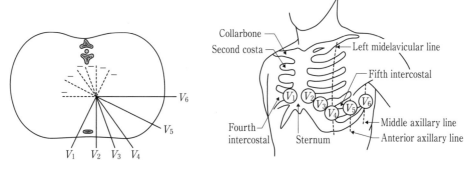

(a) Arrangement in a horizontal plane (b) Arrangement on a body surface

図 4.9 Electrode arrangement of the Unipolar precordial leads

ためには，鉛直平面上での成分のみならず，水平面での心臓内起電力の成分やそれが向かう方向を得ることが必要となる．そこで，胴体の中心からやや左の心臓があると想定される位置を中心に，等角度で広がる方向での体表面での部位を6カ所設定し，その位置から中心電極を不感電極として測定される電位波形で，心臓内起電力の水平面での成分を得る誘導法である単極胸部誘導（Unipolar precordial leads）が考案された．この誘導法での測定電極の位置を図 4.9 に示す．図(a)が水平面上での測定位置で，図(b)が体表面での測定位置を示す．

参考文献

1) 桜井靖久（編）：医用工学 ME の基礎と応用，共立出版，1980.
2) 末永和栄，岡田保紀：最新脳波標準テキスト 改訂版，メディカルシステム研修所，2001.
3) 情報福祉の基礎研究会：情報福祉の基礎知識，ジアース教育新社，2008.
4) 堀川宗之：心臓の電気現象─心電図波形の成り立ち─，東京電機大学出版局，1982.

第5章 生体磁気計測

5.1 生体と磁気

　ヒトと電磁気現象（Electromagnetic phenomena）のかかわりは古く，紀元前よりギリシャや中国で方位磁石が存在していた。地球は大きな磁石で北極にはS極，南極にはN極となる磁石を形成していることは，地球上において方位磁石のN極が北を向き，S極が南を向くことで，経験的にも周知のことである。しかしながら，この「地球は大きな磁石である」と提唱したのは，イギリスの科学者であったGilbertで，1600年のことである[1]。地球上に住んでいる私たち生物は，古代から今日にいたるまで地磁気環境の中で生きてきており，生体と磁気の関係は日常的なことである。本章では，生体磁気計測（Biomagnetic field measurement）[2,3]の観点から，生体から発生する生体磁界（Biomagnetic field）とその計測技術の基本について述べる。

　生体から発生する磁界は，電流によるものと磁性体（Magnetic substance）によるものの2つに大別できる。表5.1におもな生体磁気信号（Biomagnetic signal）[3]を示す。

　電流によるものとしては，脳の神経細胞や心臓の心筋細胞などの電気的興奮に基づいて発生する磁界がある。この磁界の発生源となる電流源（Current source）は，細胞内外に存在するNa^+（Sodium）やK^+（Potas-

表5.1 Main biomagnetic signals

Biomagnetic signals	Intensity [pT]*	Frequency [Hz]
Magnetopneumography (MPG)	5,000	DC
Magnetocardiography (MCG)	50	0.05〜200
High-resolution MCG (HRMCG)	0.2	0.05〜200
Magnetoencephalograpy (MEG)	1	0.5〜30
Evoked magnetic field	0.1	DC〜60
Magnetomyography (MMG)	10	DC〜2,000
Magneto-oculography (MOG)	10	DC

*1 [pT]＝1×10⁻¹² [T]　　Intensity of earth magnetism：0.5 mT

sium）などのイオンで，電気的興奮時に細胞膜を介して急激に移動することによって発生するイオン電流である。この電流源は生体組織に分布電流をつくる。生体組織を通して流れる電流は体表に装着した電極間に電位差（Potential difference）を生じさせる。また，同時に電流は磁界を発生させるので，体表近くに設置した磁気センサ（Magnetic sensor）によって磁界を測定することができる。このとき，頭表に装着した電極間の電位差を測定・記録したものを脳波または脳波図（Electroencephalogram：EEG），磁界を測定・記録したものを脳磁図（Magnetoencephalogram：MEG）とよぶ。また，心臓の電気信号に対して心電図（Electrocardiogram：ECG），磁気信号を心磁図（Magnetocardiogram：MCG）とよぶ。また，これらのほかの生体信号として，筋の興奮における筋電図（Electromyogram）と筋磁図（Magnetomyogram：MMG），眼球運動における眼電図（Electrooculogram：EOG）と眼磁図（Magnetooculogram：MOG）などがある。

　一方，磁性体による生体磁界[3]は，空気中に浮遊している磁気粒子（Magnetic particle）や食物中に含まれている磁性物質が肺や肝臓などの臓器や消化器官などに蓄積し，これらの蓄積した磁性物質が地磁気やそのほかの外部磁界によって磁化（Magnetization）されて小さな磁石（Magnet）となり，その結果，体外に磁界を発生することになる。この種の代表的な生体磁界には，肺から発生する磁界を計測・記録したものとして肺磁図（Magnetopenumogram：MPG）がある。また，生体磁気応用例として，経鼻栄養チューブの体内挿入時における先端位置検出用の磁気マーカーから発生する磁界[4]などもある。

　これらの生体磁気計測においては，表5.1に示すように，MCGやMEGなどの生体磁気信号は，$10^{-15} \sim 10^{-10}$〔T〕の非常に小さい磁界なので，超高感度の磁気センサであるSQUID（超伝導量子干渉素子：Superconducting Quantum Interference Device）を用いたSQUID磁束計（SQUID magnetometer）が用いられている。また，生体磁気信号の大きさは，地球磁界 0.5 mT に比べて約100万分の1以下と非常に小さく，SN比（Signal to noise ratio）の改善のために磁気シールド内で測定されている。このMCGは，1963年，BauleとMcFeeによって200万回も巻いたコイルを用いて世界で最初に測定[5]された。また，SQUID磁束計による生体磁気計測のはじまりは，1969年，マサチューセッツ工科大学（MIT）のCohenが磁気シールドルーム内で，Zimmermanらによって開発された1チャネル点接触型SQUID磁束計によるMCGの測定で約50年前のこと

である[6]。以下に，SQUID 磁束計について紹介する。

5.2 SQUID

　SQUID とは，超伝導量子干渉素子（Superconducting Quantum Interference Device）[7]のことで，鉛（Nb）などの超伝導体物質と絶縁体（膜）や常伝導体物質とからなる弱接合をもつように構成された超伝導リング（Superconducting ring）に生じるジョセフソン効果（Josephson effect）を動作原理に用いたもので，磁気センサの中で最高感度をもつ量子デバイス（Quantum device）である。図5.1に示すように，SQUID には，2個のジョセフソン結合（Josephson junction）（図中の×印）をもつ超伝導リングを直流電流（Direct-Current：DC）でバイアスする DC SQUID（同図(a)）と1個のジョセフソン結合をもつ超伝導リングを高周波交流電流（Radio Frequency alternating current：RF）でバイアスする RF SQUID（同図(b)）がある。とくに，SQUID が高感度磁気センサといわれる理由は，その動作原理において，SQUID 超伝導リングでのマイスナー効果（Meissner effect）による磁束量子化（Magnetic flux quantization）の性質にある。この磁束量子（Flux quantum）Φ_0 は，$\Phi_0=h/2e$（h はプランク定数，e は電子の電荷量）であり，2.07×10^{-15} wb となる。すなわち，図5.1の超伝導リング内に入る外部磁束（External magnetic flux）Φ は，Φ_0 を最小単位としてのみ存在することになるので，その大きさは，Φ_0 の整数倍として測定されることになる。また，SQUID の動作は，超伝導現象が生じる材料の臨界温度に依存するので，材料および冷却の点から，液体ヘリウム（Liquid helium）温度（4.2〔K〕）で動作する低温 SQUID

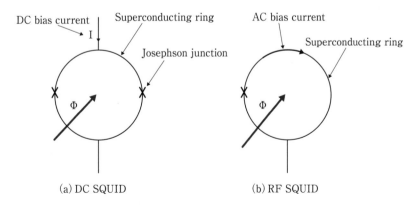

図 5.1 Basic model of DC SQUID and RF SQUID
Thick arrow indicates external magnetic flux, Φ entering superconducting ring.

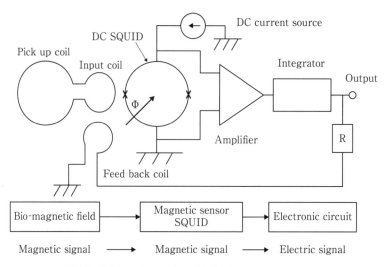

図 5.2 Basic configuration of DC SQUID magnetometer

(Low-Tc SQUID) と液体窒素 (Liquid nitrogen) (77 [K]) で動作する高温 SQUID (High-Tc SQUID) の2つがある。生体磁気計測用では熱雑音の低い低温 SQUID が汎用されているが，高価な液体ヘリウムに比べて安価な液体窒素を用いた高温 SQUID 磁束計用の回路開発[8]や円筒型高温超伝導磁気シールド内での MEG 測定[9]の研究が行われている。

図 5.2 に DC SQUID 磁束計 (DC SQUID magnetometer) の基本回路構成[10]を示す。図に示すように，DC SQUID は，2個のジョセフソン結合 (図中の×印) と超伝導リング，および直流電流源 (DC current source) から構成される。基本動作と構成としては，生体から発生する磁界 (磁束) 検出用の検出コイル (Pick up coil)，検出コイルで検出された磁束 Φ を DC SQUID に伝達するための入力コイル (Input coil)，そして，ジョセフソン効果により DC SQUID に生じる電圧変化を増幅器 (Amplifier) により増幅し，積分器 (Integrator) により出力する構成で，生体から発生する磁界信号である磁束 Φ を SQUID により電気信号に変換していることがわかる。このとき，同時に帰還コイル (Feedback coil) により入力コイルに磁束を供給することによって入力コイルの遮蔽電流をうちけす効果がある。直接帰還形 DC SQUID 磁束計[11]とよばれるもので，多入力間の干渉を除去できるので多チャネル SQUID 磁束計の設計・製作に有用な技術の1つである。図 5.3 に，三次元磁界計測用 39 チャネル SQUIDs 磁束計の磁束検出コイル (同図(a)：MCG 用，同図(b)：MEG 用)[11]の例を示す。これらのコイルは，超伝導体材料である鉛 (Nb)，チタン (Ti)，銅 (Cu) などでつくられた金属線であるが，液体ヘリウム中に入れると

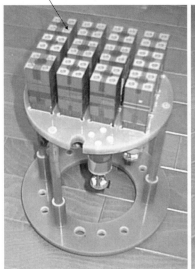
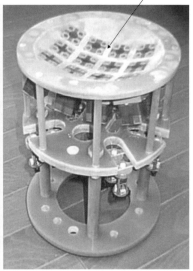

(a) MCG measurement　　　(b) MEG measurement

図 5.3 Configuration of magnetic flux detection coils of 39-ch DC SQUIDs magnetometer for three dimensional biomagnetic field measurement

超伝導線コイルとなる．

このように，生体磁気計測には，SQUID を製作する IC デバイス技術，超伝導現象を発生させるための低温冷媒用容器の製作技術，磁気シールド技術，生体計測と生体信号処理技術などが集約された境界領域分野であり，各国で生体磁気計測の研究が行われている．

5.3　生体磁気計測の特徴

生体磁気計測は，広く普及している電位計測で知り得ない生体現象を可視化することができる．一般的に心臓と脳の活動状態を調べる方法として，それぞれ心電図と脳波が用いられる．しかし，心電図や脳波は電位測定であるため，介在組織の影響を大きく受けることがある．

心電図の場合，心臓のまわりは肺，脊髄，心臓内の血液など多くの導電率の異なる臓器に囲まれ，電流路が複雑になり，心電図からの心臓の電流分布の推定はむずかしい．しかし，心磁図の場合，透磁率は生体内でほぼ一定値であるため，逆問題を解くことにより，局所的な電流源の推定が可能となる．

一方，脳波でも同様に，介在組織である頭蓋骨や頭皮などの影響を受

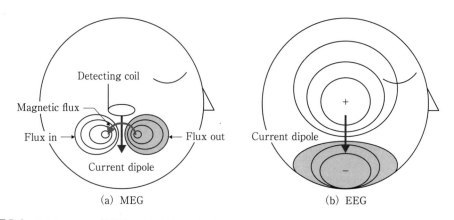

図 5.4 Field pattern of MEG, on the left and EEG, on the right caused by a current dipole model source

け，脳波の計測から複雑な脳内の活動源を理解することがむずかしく局在性が悪い。これに対して脳磁界は，脳波に比べ介在組織の影響を受けにくいため，発生する磁場は，頭部表面にいたるまで歪まない。さらに，図5.4のような電流源が存在する場合，電流源にともない図(a)に示したような磁界分布が現れる。脳磁界は電流源に最も近接したセンサから最大の振幅が得られる。脳波では，同じ電流源を設定した場合，図(b)のような電位分布が現れ，基準電極を両耳朶電極とすると図の負の電位の付近の電極から，負の最大の振幅（ピーク）が得られ，正の電位に電極を置くと正の最大の振幅（ピーク）が検出される。磁界のこのような特性や距離の二乗に比例して減衰する特性から，脳磁界のセンサの感度は，近傍の神経活動に対して選択的に高くなる。したがって大脳皮質に活動源がある場合の精密な測定に適している。

一方，生体磁気計測は，心磁図であれば，地磁気の約10万分の1，脳磁図であれば，約1億分の1程度と非常に微弱な信号であるため，磁気シールドルーム内での計測を要する。そのため心電図や脳波に比べ，計測が大がかりである。さらに運営上の問題として，ランニングコストがあげられる。SQUIDセンサの動作には，安定した超伝導状態を維持するために液体ヘリウムを定期的に充填しなければならないが，ヘリウムの価格が近年上昇している。これらの対策として蒸発したヘリウムガスを再液化するシステムの実用化もされている。また最近では，光ポンピング原子磁束計[12]やトンネル磁気抵抗素子[13]など冷却剤を必要としない高感度磁気センサの開発が期待されている。

生体磁気計測は，電極を必要とせず，空間・時間分解能にすぐれた非侵襲計測法である。そのため装置に関するハードウェアの問題および解析方

法に関するソフトウェアの問題への対処が進み，今後ヒトの生体機能の解明への有効利用が期待される。

5.4 代表的な生体磁気計測

上述のように代表的な生体磁気計測装置として，脳の神経活動を捉える脳磁図，心臓の活動を捉える心磁図などをあげてきた。以下にその原理と応用例を紹介する。

5.4.1 脳磁図

脳磁図は，てんかんなどの脳疾患診断に用いられているが，認知，記憶，注意などの高次認知機能を反映した脳神経活動を計測することで，高次脳機能の理解などの研究用途にも広く利用されている。これまでに，各々の特徴を有した脳機能計測装置が開発されてきているが，一方で時間的および空間的制約が存在する。脳磁図は，時間変化する脳の電気的活動の部位や電流方向を推定できる装置である。図5.5に示すように脳内における神経細胞（錐体細胞）が活動すると樹状突起内を電流（細胞内電流）が流れ，その電流により右ねじの法則に従って微弱な磁場が生じる。脳磁図により計測可能な電流双極子（細胞内電流の集合）を5 nAmとし，1つの細胞のシナプス後電位による細胞内電流を0.2 pAmと仮定すると，脳磁図は$2.5×10^4$個の神経細胞が同期した活動を捉えていることになる[14]。神経のおもな電気活動として，その他に軸索を伝播する活動電位（Action potential）がある。この活動電位は，大きな電流が生じるが持続時間が1 msであることから，近隣の神経線維を流れる電流と時間的な同

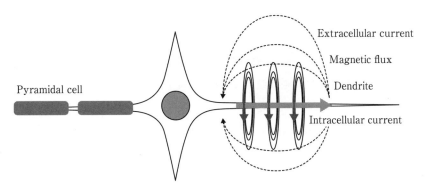

図5.5 MEG measurement principles. Intra- and Extracellular current flow in idealized pyramidal cell

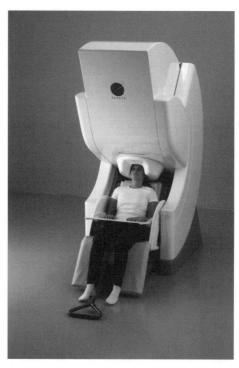

図 5.6 Commercial MEG system（Elekta Neuromag Vector View 306 Channel MEG）
（エレクタ（株）提供）

期がむずかしい。そのため，脳磁図により計測される神経の電気活動は，樹状突起内を流れる細胞内電流と考えられている。

　脳磁図の特徴は，非侵襲的計測で，かつ多チャネルで同時に頭部全体の脳活動を計測できる点である。世界的に広く利用される Neuromag 社製脳磁界計測装置は，306 チャネルを有する（図 5.6）。さらに脳磁図は脳波のように電極を装着する必要がなく，基本的に被験者は頭部を装置に入れるだけで計測できるため，計測前の準備が容易である。

　計測された脳磁界から脳活動部位の推定には，逆問題を解かなければならない。各センサから計測された磁場から脳活動の部位と強度を推定する問題は脳磁図の逆問題とよばれる。逆問題は，脳磁界から脳内部の信号源の分布を推定する問題であり，推定解が無数に存在する（不良設定問題：一意に解をもたない）。そこで分布した信号源にあるモデルを仮定して，そのモデルに最適な解を求める。最も単純で広く用いられているものが，単一双極子モデル推定法である。この場合，計測された脳磁界から活動源を 1 個の電流双極子（ダイポール）と仮定し，その強度，位置や向きを推定する。さらに推定の精度を表す指標として，$g = 1 -$（実測値と予測値の

誤差の分散)/(実測値の分散) で求められた適合度 (Goodness of fit: g 値) により評価する[15]。

第一および第二次聴覚野由来の N1m の活動源の推定などは，領野に活動源が 1 つであるため，この単一双極子モデル推定法が適用される。求められたダイポールは，各被験者の個人の脳の解剖画像の MRI と脳磁界の座標系を一致させることで重ね合わせてその位置を評価する。

脳磁図の臨床への応用として，てんかん手術の前の異常波の局在診断や，さらにその局在部位の近傍にある重要な脳機能を調べることが可能である。脳磁図を用いる利点として，脳波では検出できない異常波を観察できること，異常波の局在部位の特定が脳波より精度が高いことがあげられる。また視覚，聴覚，体性感覚の機能評価や，言語優位半球の同定に応用されている。さらに生理心理学への応用例として，情動画像の提示時における誘発脳磁界反応による情動の評価[16]や，社会的脳機能脳磁図を用いた研究が報告されている[17]。

5.4.2 心磁図

心電図は電極を用いて体表面電位を，心磁図は磁気 (SQUID) センサを用いて体表面磁場を計測することで，心臓の電気生理学的活動を推定する[18]。ただ体表面で発生している電位は，方向性をもたない大きさのみの情報であるが，磁場はその特性から三次元の方向と大きさの情報をもつベクトル量であり，マッピングすることで心筋各部位の電気生理学的活動を可視化することができる。計測手段が異なるだけで，心磁図も同一の心臓興奮波を捉えたものである。また心電図の計測による値は，相対的な量である (例として第 I 誘導は左手と右手の間の電位差を計測)。一方，心磁図を用いて計測された値は絶対量であるため，基準となるセンサ部位を考慮する必要がない。しかし心磁図は，電流の距離の二乗に比例して減衰するため，からだ (心臓) とセンサの距離を毎回一定に保つ必要がある。そのため，心磁図での波高の絶対値は，心電図と異なり，それほど意味をもたない。ただ波形の形状の変化を示す各時間帯の波高の相対値は，重要な指標となる。心電図で用いられる基本波形の P 波，QRS 群，Q 波，R 波，S 波，ST 部分，T 波，U 波の呼び名は，心磁図でも一般に用いられ，PQ 時間，QT 時間や RR 間隔などが計測される。

心磁図の解析には，一般的に 2 つの手法が用いられる。1 つは，脳磁図と同様に心筋活動による電流源 (電流双極子) の「大きさ」，「位置」，「方向」を逆問題を解くことにより推定する方法である。推定された電流源を

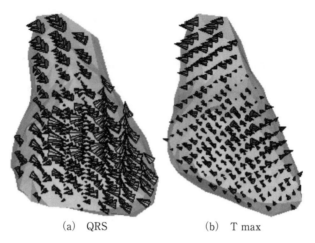

(a) QRS　　　　(b) T max

図 5.7 Configuration of magnetic flux detection coils of 39-ch DC SQUIDs magnetometer for three dimensional biomagnetic field measurement

各個人の胸部 MR 画像と合成することで，三次元的な心臓の活動状態が調べられる。この方法は，不整脈による早期異常興奮部位の推定に用いられている。もう1つの方法が，電流アロー図による解析方法である。心磁図では，数 ms（サンプリング周波数に依存）の時間分解能で，任意の時間での電流の大きさと方向を各計測点（64 チャネルであれば 8×8 グリッド）で電流アロー図として表せる。さらにこの電流アロー図を三次元の標準心臓モデルに投影することで，空間的に心筋細部の情報まで詳細に読み取ることが可能となる[21]（図 5.7）。

心磁図における特徴は，数十のセンサ部位（国立循環器病研究センターや筑波大学附属病院設置の心磁計は 64 チャネル）での多点計測が容易にできることである。これにより高い空間分解能で心筋活動を捉えることが可能となり，虚血性心疾患や伝導障害などの診断に利用されるようになった。さらに，超音波検査法より時間分解能にすぐれている点を利用して，胎児心磁図による正常胎児の発育の検査や胎児不整脈の出産前診断[20]に利用されている。

5.4.3　その他の生体磁気計測

経頭蓋磁気刺激法（Transcranial Magnetic Stimulation：TMS）は，頭外部の刺激コイルからパルス磁場を発生させることで，ファラデーの法則に従い脳内部に渦電流を誘起し，脳内各部を刺激する方法である。一般的には，TMS により運動野を刺激し，目的の筋肉から表面筋電図を計測する運動誘発電位は，脳梗塞や脊髄損傷患者への第一次運動野と筋肉の接続

状態の検査に用いられている。また脳波[22]やNIRS（光トポグラフィー）[23]との組み合わせが治療効果としても期待され，うつ病[24]や，パーキンソン病[25]などの適用例の報告がある。

　神経線維の何らかの異常により脊髄の一部で信号伝達障害が起こり，四肢のしびれや運動機能障害になったときの手術前の異常部位の特定に，脊髄磁場計測法が用いられている[26]。この技術が開発されるまえまでは，侵襲的にカテーテル型の電極で脊髄からの電位を計測されており，計測には痛みをともなっていた。脊髄磁場計測は，MRIなどの画像診断ではわからない脊髄内の神経活動をマッピングすることで正確な診断が可能である。

参考文献

1) 丹羽保次郎：電気をひらいた人々．東京電機大学出版局，1972．
2) 内川義則，小谷誠：生体電磁場分布計測．医用電子と生体工学，Vol. 24, No. 6, pp. 411-416, 1986．
3) 小谷誠，内川義則，ほか：生体磁気計測．コロナ社，1995．
4) 武内裕香，田中慶太，ほか：経鼻栄養チューブ先端位置の磁気的検出法の開発．電気学会論文誌C，Vol. 133, No. 11, pp. 2075-2081, 2013．
5) Baule G, McFee R：Detection of the magnetic field of the heart. Am Heart J, Vol. 55, pp. 95-96, 1963.
6) Cohen D, Edelsack A, Zimmerman J：Magnetocardiogram taken inside a shielded room with superconducting point-contact magnetometer. Appl Phys Lett, Vol. 16, No. 7, pp. 278-280, 1970.
7) クライオエレクトロニクス常置専門委員会（編）：ジョセフソン効果〈基礎と応用〉．電気学会，pp. 52-81, 1978．
8) Kobayashi K, Yoshizawa M, Uchikawa Y：Wide dynamic range analog FLL system using High-Tc SQUID for biomagnetic measurements. IEEE Transactions on Magnetics, Vol. 42, No. 10, pp. 2871-2873, 2011.
9) Ohta H, Matsui T, Uchikawa Y：A whole-head SQUID system in a superconducting magnetic shield. IEEE Transactions on Applied Superconductivity, Vol. 17, No. 2, pp. 730-733, 2007.
10) 藍光郎（監修），室英夫，ほか（編）：次世代センサハンドブック：第5.7節．培風館，pp. 248-257, 2008．
11) 小林宏一郎，内川義則，ほか：三次元磁界計測用39ch SQUIDs磁束計を用いた生体磁気計測システムの開発．電気学会論文誌E，Vol. 118-E, No. 11, pp. 524-531, 1998．
12) 小林哲生：高感度光ポンピング原子磁気センサ．応用物理学会誌，Vol. 80, No. 3, pp. 211-215, 2011．
13) Fujiwara K, Oogane M, et al.：Detection of sub-nano-tesla magnetic field by integrated magnetic tunnel junctions with bottom synthetic antiferro-coupled free layer. Jpn J Appl Phys, Vol. 52, No. 4S, 04CM07, 2013.
14) Hari R：The neuromagnetic method in the study of the human auditory cortex. In

Hoke M (eds) Auditory evoked magnetic fields and electric potentials (Advances in Audiology, vol. 6), Karger, Basel, pp. 222-282, 1990.

15) Hämäläinen M, Hari R, et al.：Magnetoencephalography-theory, instrumentation, and applications to noninvasive studies of the working human brain. Reviews of Modern Physics, Vol. 65, No. 2, pp. 413-497, 1993.

16) 田中慶太，荒木亮，ほか：情動に伴う脳磁界視覚誘発定常応答の変調．生体医工学，Vol. 51, No. 5, pp. 285-291, 2013.

17) Hari R, Kujala MV：Brain basis of human social interaction：from concepts to brain imaging. Physiol Rev, Vol. 89, No. 2, pp. 453-479, 2009.

18) 山口巖（監修），塚田啓二（編著）：心磁図の読み方．コロナ社，2006.

19) Stinstra J, Golbach E, et al.：Multicentre study of fetal cardiac time intervals using magnetocardiography. BJOG, Vol. 109, No. 11, pp. 1235-1243, 2002.

20) Abe K, Hamada H, et al.：Successful management of supraventricular tachycardia in a fetus using fetal magnetocardiography. Fetal Diagn Ther, Vol. 20, No. 5, pp. 459-462, 2005.

21) De Melis M, Tanaka K, Uchikawa Y：Analysis of standard and irregular patterns in a simulated human magnetocardiogram. Journal of the Magnetics Society of Japan, Vol. 33, No. 3, pp. 179-184, 2009.

22) Ilmoniemi RJ, Virtanen J, et al.：Neuronal resposes to magnetic stimulation reveal cortical reactivity and connectivity. NeuroReport, Vol. 8, No. 16, pp. 3537-3540, 1997.

23) Akiyama T, Ohira T, et al.：TMS orientation for NIRS-functional motor mapping. Brain Topogr, Vol. 19, No. 1-2, pp. 1-9, 2006.

24) Fitzgerald PB, Brown TL, et al.：Transcranial magnetic stimulation in the treatment of depression：a double-blind, placebo-controlled trial. Arch Gen Psychiatry, Vol. 60, No. 10, pp. 1002-1008, 2003.

25) Hamada M, Ugawa Y, Tsuji S：High-frequency rTMS over the supplementary motor area for treatment of Parkinson's disease. Mov Disord, Vol. 23, No. 11, pp. 1524-1531, 2008.

26) 足立善昭，宮本政和，ほか：SQUID磁束計による頚部脊髄誘発磁場計測システムの開発．電気学会論文誌E, Vol. 129, No. 6, pp. 181-186, 2009.

第6章 生体の物理化学的計測

6.1 血液と物理化学的計測

　血液（Blood）は，心臓というポンプにより全身をくまなく循環している。その働きは，神経が生体の情報をつかさどるのに対して，生体のエネルギー供給や老廃物の回収のみならず，細菌やウイルスなどからの防御にも関与している。すなわち，生体を構成している個々の細胞はすべて血液を介して生きるのに適した環境を維持しているといえる。

6.2 血液の組成とpH

6.2.1 血液の組成

　血液は細胞の血球（Blood cell）成分と液状の血漿（Plasma）成分とからなる。血液中の血球成分の占める割合であるヘマトクリット値（Hematocrit：Ht）は男性で40〜45％，女性で35〜40％を有し，その多くは赤血球（Red cell, Erythrocyte）である。各血球のおもな役割は赤血球では酸素（Oxygen）と二酸化炭素（炭酸ガス）（Carbon dioxide）の運搬，白血球（White cell, Leucocyte）では細菌に対する防衛や異物の排除，血小板（Platelet）では止血作用である。血小板は異物に接触すると破棄し凝固因子を放出する。その凝固因子の働きで血小板が集まるとともに，血漿中に含まれるさ

```
        ┌ Blood cells ┌ Red cells (size：7.7×1.5 μm, density：4×10⁶〜5×10⁶/mm³)
        │             │ White cells (size：6〜20 μm, density：5,000〜10,000/mm³)
        │             └ Platelets (size：1〜3 μm, density：130×10³〜350×10³/mm³)
Blood ─┤
        │             ┌ Serum ┌ Water
        │ Plasma ─────┤       │ Inorganic matter (cation, anion, etc.)
        │             │       └ Organic matter (protein, lipids, glucide, amino acid, etc.)
        │             └ Fibrinogen
```

図6.1 Blood composition

まざまな凝固因子を活性化して，血漿中唯一の凝固性たん白質である繊維素原（Fibrinogen）を不溶物の繊維素（Fibrin）にして血液が固まる（図6.1）。

6.2.2　血液のpH

血液のpHは，7.4 ± 0.04と弱アルカリ性である。血液pHにおける緩衝系の基本は，炭酸水素イオン（HCO_3^-）である。

$$H_2O + CO_2 \rightleftarrows H_2CO_3 \rightleftarrows H^+ + HCO_3^-$$

Eliminated by the lungs　　　　Eliminated by the kidneys

炭酸（H_2CO_3）とその塩基の炭酸水素イオン（HCO_3^-）の濃度を，それぞれ[H_2CO_3]と[HCO_3^-]とし，その解離定数（Dissociation constant）をK_aとすると，

$$[H_2CO_3] = K_a[H^+][HCO_3^-],$$

となる。したがって，Henderson-Hasselbalchの式により次のようになる。

$$\frac{1}{[H^+]} = K_a \frac{[HCO_3^-]}{[H_2CO_3]}, \quad pH = -\log[H^+] = \log K_a \frac{[HCO_3^-]}{[H_2CO_3]}$$

炭酸水素イオンにおいては，$\log K_a = 6.1$であり，[HCO_3^-]/[H_2CO_3]=20/1であるので，

$$pH = \log K_a + \log \frac{[HCO_3^-]}{[H_2CO_3]} = 6.1 + \log 20 = 6.1 + 1.3 = 7.4$$

となる。

6.3　血液のレオロジー

6.3.1　レイノルズ数

いま，流体の粘性率をη，密度をρ，流れの速度をu，流体中の物体の寸法（円筒管内を流れる場合はその半径）をlとすると，

$$R = \frac{\rho l u}{\eta}$$

で与えられる無次元の数 R をレイノルズ数（Reynolds number）といい，このレイノルズ数が等しいならば，幾何学的に相似の2つの物体のまわりの流れの場はすべて力学的に相似になる。

たとえば，流れが遅いときには層流（流線が乱れていない流れ）であるが，ある速さ以上になると，乱流（流線が入り乱れて不規則，かつ不安定な流れ）となる。この境となる流速は流体の性質や物体の寸法により異なるが，そのレイノルズ数についてみれば一定で，この値を臨界レイノルズ数という。前述のような円筒管内の流れでは約 1,000 である。

6.3.2 非ニュートン流体

一般に，粘性（Visocosity）が流速などによって変化する流体を非ニュートン流体（Non-Newtonian fluid）といい，ずり速度（Shear rate）$\dot{\gamma}$ とずり応力（Shear stress）τ を用いて

$$\dot{\gamma} = f(\tau) \qquad \left(\text{ただし，} \dot{\gamma} = \frac{d\gamma}{dt}, \quad \gamma: \text{ずり}\right)$$

で表され，$\dot{\gamma}$-τ 曲線を流動曲線という。非ニュートン流体の粘性は，この流動曲線における任意の点 $(\dot{\gamma}, \tau)$ でのみかけの粘性 η_a として，

$$\eta_a = \frac{\tau}{\dot{\gamma}}$$

という量を考え，η_a が $\dot{\gamma}$ によらない場合はニュートン粘性となるが，血液のように η_a が $\dot{\gamma}$ の増加とともに減少する場合をずり流動化といい，η_a が $\dot{\gamma}$ の増加とともに増加する場合をずり粘稠化という。

6.3.3 キャッソンの式

非ニュートン流体の流動曲線を表すのに種々の実験式が導かれており，血液はその中でもキャッソン（Casson）により導かれた実験式，

$$\sqrt{\tau} = k_0 + k_1 \sqrt{\dot{\gamma}}$$

によく従い，この式をキャッソンの式という。ここに，k_0 と k_1 は正の定数で，

$$f_c = k_0^2, \quad \eta_c = k_1^2$$

である。これをグラフに描いたのをキャッソンプロット（Casson plot）

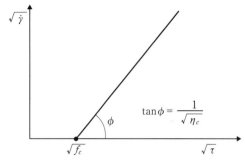

図 6.2 Casson plot

という（図 6.2）．この直線が $\sqrt{\tau}$ 軸と交差する点（降伏点）を $\sqrt{f_c}$（降伏値（Yield value））とすると，流動曲線は，

$$f(\tau) = \frac{1}{\eta_c}(\sqrt{\tau} - \sqrt{f_c})^2 \quad (\tau > f_c)$$
$$= 0 \quad (\tau \leq f_c)$$

で表される．したがって，キャッソンの式に従う物体の流動は塑性流動である．

6.3.4 血液の非ニュートン性

血液から血球成分を除くと血漿が得られるが，この血漿はニュートン流体（Newtonian fluid）である．血液中の血清（Serum）たん白質は粘性に影響を及ぼし，繊維素原は粘性と降伏値の原因となる．赤血球は非ニュートン性，粘性および降伏値の原因となるが，白血球と血小板は量が少ないため血液の流れに直接影響しない（図 6.3）．とくに，赤血球の割合（ヘマトクリット値）が高くなるに従いみかけの粘性は急激に上昇する．血漿の 37℃ における粘度は約 1.2 cp（センチポアズ）であるが，ヘマトクリットが 40％ 前後の正常血液の粘度は 3〜4 cp，ヘマトクリットを

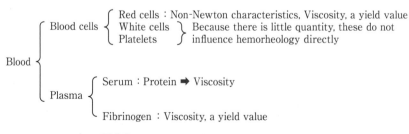

図 6.3 Blood composition and hemorheology

70%前後にすると粘度は7～10 cpにまで達する。

血液は毛細血管中を流れるとき，管壁の近くに血球のない血漿層が現れる。これは管壁近くの赤血球が管壁に垂直な方向に力を受けて軸のほうに移動するためと思われており，この現象を軸集中という。また，血管径が0.4 mm以下になると，血管径の減少にともなって血液のみかけの粘性が減少する。このようなみかけの粘性が管の径に関係する現象を一般にシグマ現象（Sigma phenomenon）という。

6.4 血圧計測

6.4.1 拍動流

動脈中における血液の流れは，血圧が心臓の拍動と同期して周期的に変化する拍動流（Pulsatile flow）である。しかし，動脈中での圧力は同時刻の左心室内の圧力に厳密には対応しない。血圧は最高血圧（収縮期圧）（Systolic pressure：P_S）と最低血圧（拡張期圧）（Diastolic pressure：P_D）との間を変動する。通常この圧力差を脈圧といい，血圧の時間的平均値を平均血圧という。平均血圧（P_M）は，大動脈の場合，

$$P_M \fallingdotseq \frac{P_S + P_D}{2}$$

としてよいが，その他の末梢動脈では

$$P_M \fallingdotseq P_D + \frac{P_S - P_D}{3}$$

となり，どこでもP_SとP_Dの単純平均というわけではない。

なお，血圧の単位は従来の慣習から動脈では水銀柱ミリメートル〔mmHg〕で表し，静脈は水柱センチメートル〔cmH_2O〕で表す。

6.4.2 血圧計測

血液は心臓の収縮により全身に送られており，そのときの血管内を流れる血液の圧力が血圧である。血圧の計測法は大きく分けて観血式（Invasion/Invasive）血圧計測と非観血式（Non-invasion/Non-invasive）血圧計測の2種類がある。

観血式血圧計測は，血管内にカテーテルなどを挿入して血圧を計測する

方法で，血圧の詳細な変化（圧力や波形）を測定できる。一般的には歪み
ゲージを用いたダイアフラム型血圧計を血管に挿入したカテーテルの一方
に取り付けて計測する。また，以前から低侵襲（Low invasion）な血圧計
として半導体を利用したものや光ファイバを用いた細径の血圧計も開発さ
れている。

　一方，非観血式血圧計測の代表は，腕にマンシェット（Manchette）
（血圧計を連結したゴム帯）を巻き，空気圧を加えて血管を外部から圧迫
したあと，この圧を徐々に下げていくときに聞こえる音で測定する方法で
ある。上腕に巻いたマンシェットで収縮期圧よりも高い圧力で腕を圧迫
し，この圧迫力を徐々に下げて収縮期圧よりも低くすると，血圧がマン
シェットの圧よりも高いときに血液は圧迫された血管を押し広げて流れ
る。血液が流れるさい，血管を押し広げて血液が噴出するため拍動に対応
した雑音を発生する。マンシェットの圧迫力をさらに下げて拡張期圧より
も低くすると，血管は閉塞することなく血液を流すため，この雑音は発生
しなくなる。このときの雑音を発見者（ロシアの軍医ニコライ・コロトコ
フ：1905）の名に因んでコロトコフ音（Korotokoff sound）という。この
コロトコフ音をマンシェットの末梢側に聴診器を置いて聞き，収縮期圧
（最高血圧または最大血圧）と拡張期圧（最低血圧または最小血圧）を判
定する。従来，血圧の正常値は，「収縮期圧は［120＋（年齢－20）÷2］
〔mmHg〕，拡張期圧はその 2/3」がめやすとされていたが，現在では収縮
期圧 140 mmHg 以上，拡張期圧 90 mmHg 以上に保たれた状態を高血圧
としている。

6.5　血流計測

　血流計測は大別して，血管に直接装着して測定する観血式血流計測と，
血管に接近させて測定する非観血式血流計測がある。観血式血流計測の代
表的なのが電磁血流計測であり，非観血式血流計測の代表的なのが超音波
ドップラ血流計測である。とくに超音波ドップラ血流計測は，体表から非
侵襲（No invasion）的に特定の血管内の血流速度を測ることが可能であ
る。

6.5.1　電磁血流計

　電磁血流計（Electromagnetic rheometer）は，磁場の中で導体が動く
ときに導体中に起電力を生ずる電磁誘導の法則によって，導体である血液

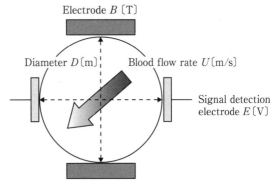

$E=BUD$
Potential：E〔V〕
Magnetic induction：B〔T〕
Average flow rate：U〔m〕
Vascular diameter：D〔m〕
$Q=\pi DE/(4B)$
Blood flow：Q〔m³/s〕

図 6.4　Principle of the electromagnetic flow meter

の流れを計測するものである。計測にさいして，磁束の方向，血流の方向，および起電力計測の電極を，それぞれ直交するように配置する（図 6.4）。そのさい，磁束密度 B〔T〕，平均流速 U〔m〕，および血管直径 D〔m〕とすると，検出される起電力 E は $E=BUD$〔V〕となる。したがって，平均流速は，$U=E/BD$〔m/s〕となり，血流量 Q は，$Q=\pi DE/(4B)$〔m³/s〕となる。

6.5.2　超音波ドップラ血流量計

超音波ドップラ血流量計（Ultrasound doppler rheometer）において，超音波発信機 TR₁ から発射された超音波は，速度 U で流れている血球にぶつかり，その反射波を受信機 TR₂ で受ける（図 6.5）。いま，血液中の音速を c〔m/s〕とし，周波数 f_s の超音波を血液の流れに対して α の角度で血球を追いかけるように発信する。この発信波に対して，流れている血球からの反射波を角度 β で測定した場合の周波数 f' とすれば，発信機と受信機による周波数の差 Δf を求めることで血流速度 U を求められる。通常，$c \ll U$ であるので，

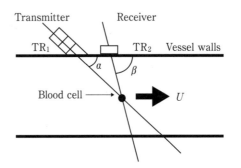

図 6.5　Principle of the ultrasound Doppler rheometer

$$\Delta f = fs - f' = \left[1 - \frac{c - U\cos\alpha}{c + U\cos\beta}\right] fs \fallingdotseq \frac{(\cos\alpha + \cos\beta)\, fs\, U}{c}$$

となる。多くの場合，発信と受信の振動子は同一のものを用いるため $\alpha = \beta$ として，

$$\Delta f = \frac{2f_s \cos\alpha}{c} U$$

となり，Δf から血流速度 U が計測される。

第7章 呼吸（肺機能）計測装置

7.1 パルスオキシメータ

　呼吸は，換気能と酸素化能からなる。酸素が消費され戻ってきた血液中の二酸化炭素ガスと，吸気により新たにとりこまれた酸素が肺の肺胞においてガス交換（酸素化）され，これによって酸素化された動脈血が心臓から全身へとめぐる。この動脈血の中の酸素の状態を光学的に計測する装置がパルスオキシメータ（Pulse oximeter）である。

　血液中の酸素はヘモグロビンと結合して酸化ヘモグロビン（Oxygenated hemoglobin）となり赤くなる。また脱酸素化したヘモグロビン（還元ヘモグロビン，非酸素化ヘモグロビン，Reduced hemoglobin）は黒ずんだ色となる。赤い酸化ヘモグロビンは赤い波長の光を透過し，一方，還元ヘモグロビンは赤い光を吸収する。また，酸化ヘモグロビンは赤外光を吸収し，還元ヘモグロビンは赤外光を透過する。この分光吸収特性の違いを利用して，パルスオキシメータの計測では一般的に赤色の660 nmと赤外光の940 nmの2つの波長の光が用いられる（図7.1）。指や耳など皮膚

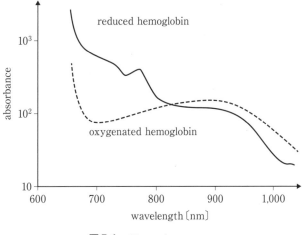

図7.1 Absorption spectra

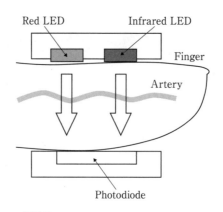

図 7.2 Pulse Oximeter System outline

の薄い箇所に2つの波長の光を照射し，その透過光を計測することで血中酸素飽和度を計測する（図7.2）。透過光が動脈血を通過したものかそうでないものかは，計測された光信号が拍動（脈動）しているかどうかを利用して判別する。

　パルスオキシメータは動脈血中の酸素量を体外から非観血的，非侵襲的かつリアルタイムに連続計測できる装置であり，酸素状態から患者の呼吸状態を，脈拍数から循環系の状態を表すパラメータに使えるため，その登場は非常に画期的なものであった。

　以上のように非常に有用な診断機器である一方，現行のパルスオキシメータにはいくつかの課題があり，計測原理からそもそも計測困難な状況が存在する。

　たとえば，血流が低下した箇所での計測では精度が低下するため，多くのパルスオキシメータでは自動で照射する光を増加させて計測するが，赤外光の過大な照射は生体組織の温度変化を誘発するため，使用に注意が必要である。また同じ血管箇所で得られる光信号の時系列的な変化を追う計測方法のため，体動があれば正しい計測値を算出できない。

　また使用される2つの光の波長や算定方法がメーカによって違うため，異なる機器で計測された値の比較には信頼性が乏しいことが知られている。

7.2　カプノメータ

　パルスオキシメータを使えば血中酸素についての情報を得ることができるが，呼吸で吸われた酸素の消費状況まではわからない。また，血中の二

酸化炭素分圧を直接的に計測することは非常に困難である。一方，代謝と換気条件が一定であれば，呼気に含まれる二酸化炭素分圧と血中の二酸化炭素分圧に強い相関があることが知られており，呼気終末における二酸化炭素分圧を計測することで体内の酸素消費である動脈血二酸化炭素分圧（$PaCO_2$）を推定・モニタする装置がカプノメータ（Capnometer）である。

7.2.1 計測方法

カプノメータの計測方法には，2通りの方法がある。サイドストリーム法（もしくはサンプリング法）とよばれる方法と，メインストリーム法（もしくはフロースルー法）とよばれる方法である。

(1) サイドストリーム法

サイドストリーム法は，患者の呼吸回路から一部のガスを迂回し吸引するようにして呼気ガスをサンプリングして測定する方法である。装置が軽いこと，また炭酸ガスだけでなく麻酔ガスなどの濃度も測定できる長所があるが，低流量麻酔の場合には値がずれる可能性があることや，低呼吸気量の小児などでは使用が困難といった短所がある。

(2) メインストリーム法

メインストリーム法は気道に直接センサを設置するため，計測に時間遅れが生じず，リアルタイムな計測であるほか，小児にも対応が可能という長所もある。

呼気ガスから炭酸ガス分圧を計測する方法としては，呼気ガスが赤外光を吸収する特性を利用した赤外線計測方式が一般的である。

7.2.2 計測するしくみ

二酸化炭素ガスは波長 $4.3\mu m$ 付近の赤外光をよく吸収し，その吸収量は二酸化炭素ガス濃度に比例することが知られており，赤外線計測法はこの原理を用いている。

呼気中の二酸化炭素ガス濃度曲線をカプノグラム（Capnograph）といい，この曲線はその時相から4つに分類される。まず呼気のはじまりである二酸化炭素ガス濃度が0の状態から，肺胞の二酸化炭素ガスが急激に排出されることにより，呼気波形が急峻な立ち上がりを示す。この急峻な立ち上がりのあとに一定の値に近づいていき，ガス濃度が平坦になるプラトー相がある。このプラトー最終部を呼気終末炭酸ガス分圧（呼気終末二

酸化炭素）といい，この値が血中二酸化炭素ガス分圧に最も近くなる。その後吸気により炭酸ガス濃度曲線は下降し，0に戻り平坦部となる（図7.3）。

このようにカプノメータは間接的に血中炭酸ガス分圧を計測する方法であるが，直接的な計測ではないこと，またわずかな差ではあるが，呼気終末の二酸化炭素濃度は動脈血の二酸化炭素よりも数mmHg低く表示されることなど，限界があることをよく理解しておく必要がある。

計測方法に由来する課題としては，サイドストリーム法では水分や分泌物によるチューブの閉塞や計測精度の低下が，メインストリーム法では炭酸ガスセンサの重さや大きさで気管チューブの折れなどの可能性がそれぞれあり，トラブル発生時には迅速な対応が必要となる。

近年は気管挿管されていない患者にもカプノメータが使用されるようになり，鼻呼吸でも口呼吸でも二酸化炭素の検出が可能なカプノメータも登場している。

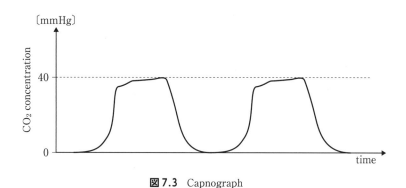

図7.3 Capnograph

第8章 生体計測・分析における MEMS

8.1 MEMS とは

　MEMS（Micro Electro Mechanical Systems）とは半導体製造技術をベースとして製作された，小型で電気的・機械的要素を含むシステムのことを指す。マイクロサイズの領域では，スケール効果（Scaling effect）により，重力よりも摩擦力の影響が大きくなるなど，われわれが生活しているサイズとは違った挙動を示すことが知られている。これらの効果を積極的に活用し，新たなセンサ・アクチュエータ・システムが MEMS として開発されてきた。MEMS のセンサ・アクチュエータにおいては，以下に示す現象がよく利用されている。

・圧電効果（Piezoelectric effect）

　変形を加えることで電圧が生じる，または，電圧を加えることで変形を生じさせる効果。センサ・アクチュエータでは両方の用途で利用されている。

・ピエゾ抵抗効果（Piezoresistive effect）

　半導体結晶に圧力が加わることで生じた変形により，電気抵抗が変化する効果で，機械的変形を電気信号に変化することが可能であるため，センサ要素として利用されている。

・光電効果（Photoelectric effect）

　光があたることで電流が生じる現象で，光センサの原理として利用されている。

・静電アクチュエータ（Static actuator）

　電極間に生じる静電引力と構造の復元力を駆動力として構造を駆動させるアクチュエータで，マイクログリッパの把持操作などのアクチュエータとして利用されている。

・エレクトロウェッティング（Electrowetting）

　液体に電圧を印加することで表面張力を変化させ，液体に変形を生じさ

せる現象で，液体を駆動するポンプとして利用されている。

8.2 生体計測・分析・その他医療分野における MEMS

　MEMS は小さいサイズでさまざまな機能を付与できることから，生体計測・分析・その他医療分野においてさまざまな応用がなされている。生体計測分野ではからだへ取り付けてもわずらわしくなく，動作への影響が小さいことから，コンタクトレンズや薄膜フィルムに電極・配線を構成し，からだへ直接取り付けるセンサの開発[5,6]) が行われている。

　分析分野ではマイクロ流路上で微小検体の分析を行うラブオンチップ（Lab on a chip）にはじまり，近年では，ヒューマンオンチップ（Human on a chip），オーガンオンチップ（Organ on a chip），ボディオンチップ（Body on a chip）といった動物実験に代わるプラットフォームとしての利用もはじまっている[7])。Chip 上でこういった分析を行う利点は検体が少なくてすむこと，分析時間が短縮できること，動物実験の数を減らすこと，などがあげられる。Chip 上構成されるポンプやミキサーなどの流路要素も，MEMS により構成されている。

　その他医療分野においては，鏡視下手術用の鉗子先端部に力センサを取り付け，腫瘍の大きさをはかるといった研究[8,9]) も行われている（図8.1）。ピエゾ抵抗効果を利用した直径 10 mm の力センサは，市販の鉗子先端部に取り付けられるほど小さい。材料の硬さを評価する手法として利用される圧縮試験を，センサを取り付けた把持鉗子を用いて体内で簡易的に行うことで，体内臓器の硬さの評価や腫瘍の判別といった応用が期待さ

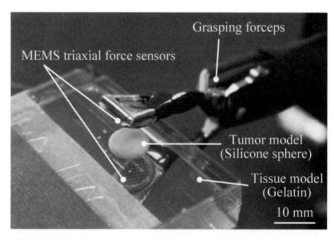

図 8.1　MEMS 6-Axis Force-torque Sensor Attached to the Tip of Grasping Forceps

れる．

　MEMS自体は小型であるが，対象としてはDNAや細胞など微小なものに限定されず，臓器，人体そのものなど幅広く応用されている．今後もさまざまなアプリケーションへの活用が期待される．

参考文献

1) Madou MJ：Fundamentals of Microfabrication：The Science of Miniaturization. Second Edition, CRC Press, 1997.
2) 江刺正喜：はじめてのMEMS，森北出版，2009.
3) 前田龍太郎 編，池原毅，ほか：MEMSのはなし．日刊工業新聞社，2005.
4) 実際の設計研究会 監修，松本潔：設計者に必要なメカトロニクスの基礎知識．日刊工業新聞社，2015.
5) Farandos NM, Yetisen AK, et al.：Contact lens sensors in ocular diagnostics. Adv Healthc Mater, Vol. 4, No. 6, pp. 792-810, 2015.
6) Liu Z, Kim YS, et al.：Ultrathin conformal devices for precise and continuous thermal characterization of human skin. Nat Mater, Vol. 12, No. 10, pp. 938-944, 2013.
7) Zheng F, Fu F, et al.：Organ-on-a-Chip Systems：Microengineering to Biomimic Living Systems. Small, Vol. 12, No. 17, pp. 2253-2282, 2016.
8) 齊藤開，中井亮仁，正宗賢，土肥健純，桑名健太：腫瘍判別に向けたセンサ付把持鉗子による軟材料中の硬質物の厚さ推定法．電気学会論文誌E, Vol. 136, No. 9, pp. 377-383, Sep. 2016.
9) Nakai A, Kuwana K, et al.：MEMS 6-Axis Force-torque Sensor Attached to the Tip of Grasping Forceps for Identification of Tumor in Thoracoscopic Surgery. Proceedings of the 30th IEEE International Conference on Micro Electro Mechanical Systems（MEMS2017），pp. 546-548, 2017.

第9章 医用画像

9.1 X線，X線CT

9.1.1 X線の発生原理

　X線は1895年にRöntgenによって発見された。物体をよく透過することからさまざまな非破壊検査に用いられ，医療においては切開することなく人体内部を透視できる手段として，発見当初から現在にいたるまで重要な画像診断の1つである。物理的にはX線は波長がpm（ピコメートル）オーダーの電磁波であり，図9.1に示すように，加速された電子が原子核の側を通過するさい，クーロン力の作用で失った運動エネルギーの一部が放出されることで発生する。厳密にはこれは連続X線（Continuum X-ray）であり，このほかに電子が軌道遷移することで生じる特性X線（Characteristic X-ray）がある。

　X線を発生させるための真空管の一種であるX線管を図9.2に示す。X線管に数kVの高電圧をかけることで，陰極側のフィラメントから飛び出した加速電子が陽極側のターゲットに衝突し，X線が放出される。電子が失ったエネルギーの一部がX線として放出されたあと，残りのエネ

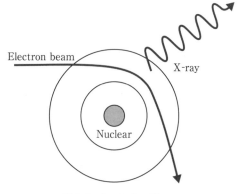

図 9.1 Producing X-ray

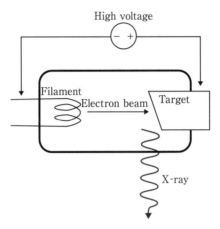

図 9.2 Schema of X-ray tube

ルギーは熱に変わるので，使用時の X 線管は冷却する必要があり，空冷や油冷，さらに回転陽極を用いる方法がある。

X 線管にかける電圧の高さによって加速電子の運動エネルギーは変わり，これとターゲットの素材との組み合わせで，発生する X 線の波長が決まる。また発生する X 線の線量は，X 線管に流す電流量によって決まる。そこで X 線を使った撮影では，X 線管にかける電圧と電流を調節することで，目的にあった波長と線量を選択する。

9.1.2 X線画像

人体に照射された X 線は，その途中で通過した組織の吸収係数に依存して減衰，つまり影を生じる。かつてはフィルムを感光することでアナログ的に X 線吸収量を描出していたが，現在はディジタル化されている。

コンピュータ X 線撮影（Computed Radiography：CR）では，フィルムの代わりにイメージングプレート（Imaging Plate：IP）を用いる。図 9.3 に IP を利用した撮影の流れを示す。撮影時には，IP の蛍光体が受けた X 線をエネルギーとして蓄える。これをあとで専用のスキャナにかけて，レーザを当て蛍光体を励起させることで発光させ，その光量を光学センサで読み取って画像データとする。読み取り後は消去用の光を当てて IP 全体を初期化し，次の撮影に備える。スキャナで読み取る手間が必要だが，従来の X 線撮影装置のフィルムを IP に置き換えるだけで導入できるのが利点である。

またディジタルラジオグラフィ（Digital Radiography：DR）は，フラットパネルディテクタ（Flat Panel Detector：FPD）を使う方法である。

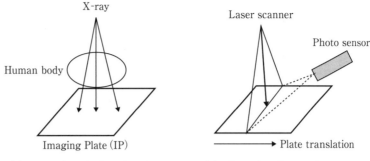

(a) Exposing the Imaging plate　　(b) Scanning the Imaging plate

図 9.3　Computed Radiography

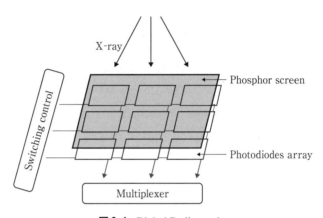

図 9.4　Digital Radiography

FPDの構造を図9.4に示す。FPD表面の蛍光体がX線を受けると発光し，その光量をフォトダイオードで検出する。これを電気信号としてTFTアレイのスイッチングにより，端から順次読み出すことでX線吸収量を画像化するしくみである。X線撮影後すぐに画像化でき動画撮影も可能だが，初期のFPDは重く取り扱いにくかったため，CRよりもあとから普及してきた。最近では無線でデータを転送できるものも登場している。

　アナログからディジタルに方式が進化しても，得られる画像がX線管という光源による影であることは変わらないので，人体内部の不均一性による散乱対策にはグリッドを用いなければならず，また半影によるぼけや投影の歪みを減らすにはフィルムと同様にIPやFPDを人体のなるべく近くに配置する必要がある。

9.1.3　X線CT

「物体の構造はその投影データの無限集合から一意に再現できる」とい

う Tomography の原理は 1917 年に Radon が数学的に証明した。この投影を X 線で行い，物体の断層像を得るのが X 線 CT（X-ray Computed Tomography）である。その実現には，必要な計算を行えるコンピュータの実用化を待たねばならなかった。英国 EMI 社の技術者 Hounsfield が商用コンピュータを開発し，それをもとに頭部 X 線 CT を世に出したのは 1971 年のことである。従来の X 線画像は透視像であるため，撮影方向からみて前後にある複数の物体が重なって描出されてしまうのに対し，X 線 CT は断層像（輪切りの画像）が撮影できるので，内部の立体構造をより詳細に把握できるという大きな違いがある。これにより医用画像診断はさらに大きく進歩した。

　鮮明な断層像を得るには，投影データをなるべく均一かつ密に収集することが望まれる。初期の X 線 CT では，図 9.5 に示すように，一対の X 線管と検出器を平行移動（Translate 動作）させて投影データを収集したあと，向きを少し回転（Rotate 動作）させて再度収集することをくり返す T-R（Translate-Rotate）方式が用いられた。その後，図 9.6 に示すよ

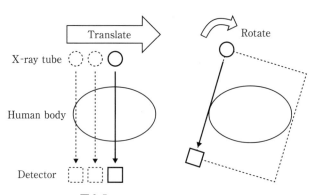

図 9.5　Translate-Rotate method

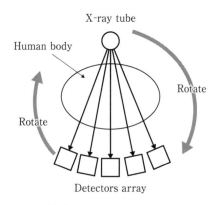

図 9.6　Rotate-Rotate method

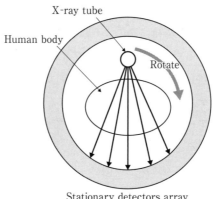

図 9.7 Stationary-Rotate method

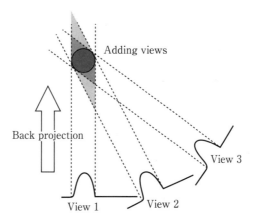

図 9.8 Back projection method

うな，検出器を円弧状に並べて X 線管と同時に回転させる R-R（Rotate-Rotate）方式や，図 9.7 のように検出器を全周上に固定し X 線管だけを回転させる S-R（Stationary-Rotate）方式のように技術が進歩してきた。さらにヘリカルスキャンといった方法も開発され，データ収集にかかる時間はより短縮されてきている。

　収集された投影データから断層を得るには計算が必要で，そのための処理を再構成（Reconstruction）という。再構成には大別して 2 つの方法，逆投影法（Back projection）と逐次近似法（Iterative reconstruction）がある。逆投影法は，図 9.8 に示すように各データを投影方向に沿って画像空間に加算していく方法である。単純に加算すると輪郭がぼけてしまうため，フィルタを使って輪郭を強調するフィルタ補正逆投影法（Filtered back projection）が一般的である。これは解析的手法であり高速に演算で

9.1 X 線，X 線 CT　　91

きるため，商用 X 線 CT の主流方式として用いられてきた。

X 線 CT では，このように得られた投影データをもとに計算して画像を得ているため，X 線検出器や計算アルゴリズムに不具合があると，本来は存在しない像が生じてしまう。こういった計測によって生まれた偽像をアーチファクト（Artifact）とよんでおり，診断に悪影響をおよぼさないようアーチファクトを如何にして低減するかが CT における技術課題の 1 つである。

次に述べる逐次近似法は，逆投影法と比べて計算時間がかかるためにこれまで商用 X 線 CT ではあまり用いられてこなかった。しかし，コンピュータの性能向上によって実用に耐えうる時間内で再構成処理が行えるようになり，アーチファクトが出にくい方法として近年注目されている。

その処理の流れを図 9.9 に示す。まず，適当な画像を初期値（Initial image）として与えておき，これを CT における投影データ収集と同じように順投影（Forward projection）して結果を得る。この結果を実際の投影データと比較し，差分あるいは乗算して誤差を求める。この誤差を逆投影することで初期の画素値を補正する。そしてふたたび順投影して比較，逆投影して補正というプロセスをくり返し，実際の投影データとの差がじゅうぶん小さくなったところで，結果画像を出力する。

X 線画像も CT の断層像も，画素値が表すのは X 線吸収量の大小である。したがって骨などの硬い組織は高コントラストで描出される。消化器系や血管などは，X 線吸収量の大きい造影剤を投与することで画像を得ている。

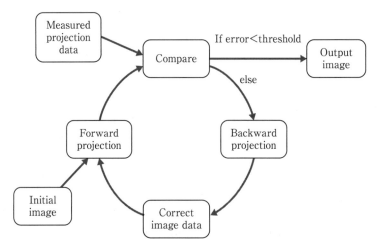

図 9.9　Iterative reconstruction method

そしてX線を利用している以上，被ばくの問題は避けられない。技術の進歩により被ばく線量はより低くなってきたが，多方向からX線を投射するCT撮影は，X線撮影と比べて被ばく線量が比較的高くなる。いずれにしても，むやみに多く撮影するのは好ましくなく，診断上必要な最低限の実施に留めるべきである。

9.2 MRI

9.2.1 磁気共鳴現象

　磁気共鳴画像法（Magnetic Resonance Imaging：MRI）は磁気を利用した画像診断方法で，1946年にPurcellらとBlochらがそれぞれに発見した磁気共鳴（Magnetic resonance）現象に基づいている。その後，1970年代に研究が進められ実用化された。

　MRIの撮影原理の基礎である，磁気共鳴現象について述べる。図9.10に示すように，原子核は微小な磁石としての性質をもち，その磁石方向から傾いた軸のまわりでつねに回転している。これが歳差運動（Precession）である。この原子核に，外部磁界がかけられると，その回転軸は磁界方向にそろう。

　ただし，外部磁界と同じ方向を向く（順平行：Parallel）ものと，逆方向を向く（逆平行：Anti-parallel）ものが混在し，前者のほうがいくらか多い。そのため，原子核の集合全体は図9.11に示すように，ごく弱い磁化ベクトルとして振る舞うことになる。

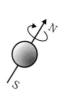
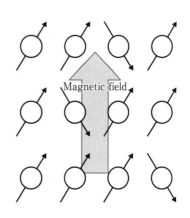

(a) Precession of nuclear　　　(b) Nucleus in magnetic field

図9.10 Precession of nucleus

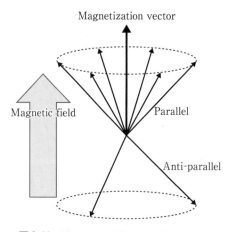

図 9.11 Nucleus as Magnetization vector

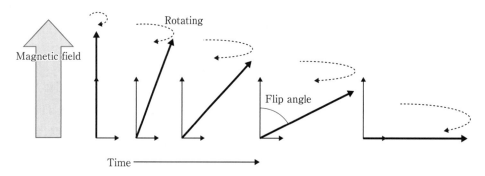

図 9.12 Flipping magnetization vector

　このとき，原子核の回転周波数はかけた磁界の強度に比例する。比例定数は原子核ごとに固有の値で，人体の MRI で通常用いられる水素原子核の場合は 42.56〔MHz/T〕である。

　外部磁界により回転軸がそろっている状態で，回転周波数に一致する電磁波（Radio Frequency：RF）を照射すると，そのエネルギーを吸収して磁化ベクトルは回転しながら傾いて（Flip）いく。その過程を時間経過で表したものが図 9.12 である。これが磁気共鳴現象であり，この回転周波数を共鳴周波数（Resonance frequency）という。

　電磁波の照射を止めると磁化ベクトルは回転しながらもとの状態に戻っていく。これを緩和（Relaxation）という。このとき近くに置いたコイルには誘導電流が生じ，図 9.13 に示すような，緩和にともなって振幅が減衰していく自由誘導減衰（Free Induction Decay：FID）信号が観測される。

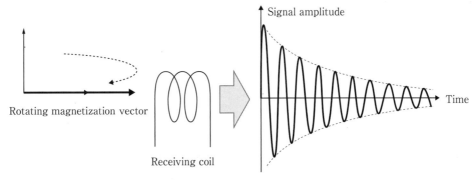

図 9.13 Measurement of Free induction decay signal

　この FID 信号は，観測時の外部磁界強度に比例した共鳴周波数をもっている．つまり，電磁波照射時と観測時で共鳴周波数は変えることができる．これを応用し，人体に磁界をかけ，FID 信号を多数観測して断層画像を得るのが MRI である．

9.2.2　MRI の撮影原理

　断層（スライス）位置は選択励起法（Slice selection method）により決定する．このため座標軸に沿って強度が変化する磁界を用いる．これを傾斜磁界（Gradient magnetic field）とよぶ．

　便宜的に体軸方向を Z 軸とし，Z 座標で断層位置を決めたいとする．このとき Z 座標に比例した強度の傾斜磁界を与えれば，共鳴周波数も Z 座標に比例する．そこで断層位置に対応する周波数をもつ電磁波を照射すれば，エネルギーを吸収するのは断層位置の磁化ベクトルのみとなり，したがって観測される FID 信号も断層位置からのみとなる．これにより，図 9.14 に示すように，撮影する断層位置と厚さが決定できる．

　さて FID 信号を観測するときに，別の座標軸（ここでは X 軸とする）の傾斜磁界を付加すると，観測される信号の周波数は X 座標に比例して変わることになる．これを周波数エンコーディングという．観測時は，断層全体の磁化ベクトルからの信号が同時に発生するため，図 9.15 に示すように，これらが重畳した信号が得られる．この信号をフーリエ変換すれば，周波数領域で X 座標ごとの信号強度分布に分解される．

　残る Y 軸については，Z 軸傾斜磁界による選択励起と，X 軸傾斜磁界による信号読み出しの間に，Y 軸傾斜磁界をかけることで，回転する磁化ベクトルに Y 座標値に応じた位相変化を与える．これが位相エンコーディングであるが，1 回だけでは位相変化量が特定できないので，Y 軸傾

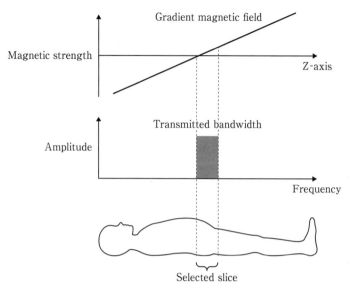

図 9.14 Slice selection

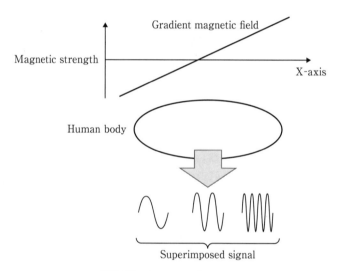

図 9.15 Frequency encoding

斜磁界の強度や時間を毎回変えながら，励起から読み出しまでをくり返し，複数の FID 信号群を得る．これを二次元フーリエ変換すると，周波数領域に X 軸が，位相領域に Y 軸が分解された信号強度分布が求められる．この信号強度を画素値に置き換えれば二次元の画像となる．これが MRI 撮影の原理である．FID 信号を収集するために必要なくり返し数は Y 軸分解能で決まるため，Y 軸画素数が増えるほど計測時間も長くなる．以上による MRI 撮影の流れを図 9.16 に示す．

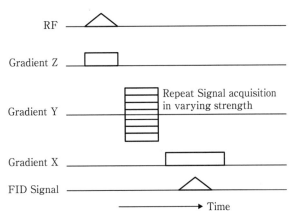

図 9.16 MRI pulse sequence

　MRI の画素値は，生体内の水素原子核の（1）密度，（2）移動速度，（3）物理的・化学的状態が反映され，撮影シーケンスの調整でさまざまな情報を得ることができる。たとえば原子核の移動速度を強調すれば，造影剤なしで血流画像撮影（MR angiography）が行える。また水素の結合状態を利用して脂肪強調（あるいは抑制）や，脳機能画像などにも応用可能である。

　同じ断層像である X 線 CT と比較すると，MRI では骨は映らない代わりに軟部組織がよく描出されるとともに，断層方向が任意に設定できることや，被ばくがないなどの利点をもつ。一方，撮影室内には磁性体の持ち込みが不可であり，人工関節などの埋め込みがある場合には適用できない。また撮影時は電磁波が照射されるため誘導電流による発熱リスクがあり，非磁性であっても導電体は身に付けさせないようにする必要がある。なおペースメーカについては近年，制限はあるものの MRI 撮影可能な機種が登場している。ほかに注意すべき点として，傾斜磁界のスイッチングにより発生する騒音があり，撮影対象者には耳栓を着用させるなどの対応が必要である。

9.3　超音波画像

　超音波は可聴域以上の周波数をもつ音波で，医療分野では MHz オーダーの波が用いられる。超音波による画像診断については，1942 年に Dussik が透過法による生体の画像描写を報告して以降，1950 年代に Wild，Howry，和賀井がそれぞれに研究を進め，現在の反射法による画像化方法が確立された。

生体内に照射された超音波は，組織の境界など音響インピーダンスが変化する箇所で一部が反射する。残りはさらに奥へと進み，また境界があれば反射する。生体内での音速を一定とみなせば，超音波を照射してから反射波が戻ってくるまでの時間は，境界までの距離に比例する。つまり，反射波の波形について考えたとき，その時間軸はそのまま距離に置き換えることができる。

　さらに反射波の振幅を輝度に置き換えて表現すれば，境界のある位置に輝点が描かれることになる。あとは，超音波の照射位置をずらしてスキャンし，反射波の輝度表示をくり返して並べていけば，輝点がつながって境界線が描出される。以上の流れを示したのが図 9.17 であり，これが超音波の B（Brightness）モード画像の原理である。

　超音波は圧電素子に電圧を加えることで発生し，この素子はそのまま反射波を受けるセンサとしても働く。B モード画像を得るためには超音波のビームを走査（スキャン）する必要がある。商用の超音波画像装置では，圧電素子アレイをスイッチ回路で駆動する電子式スキャンが用いられる。モータによる機械式スキャンと比べて可動部品がないため信頼性が高く，人体に接触させる部分（プローブ）を密封できるので滅菌も容易になる。

　電子式スキャンには，圧電素子アレイを端から順番に駆動するリニアス

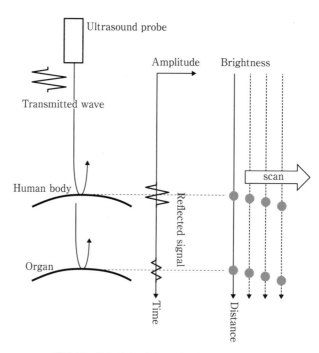

図 9.17　Principle of B-mode ultrasonography

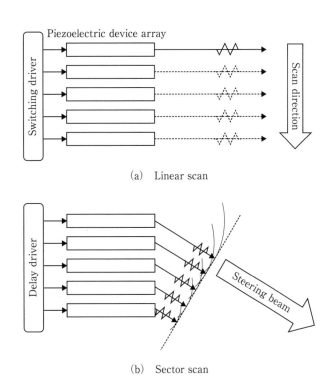

図 9.18 Scanning ultrasound beam

キャン（Linear scan）と，遅延回路を介して駆動することで合成波を形成し，遅延時間の長短を変えることで合成波の方向を変える扇型スキャン（Sector scan）がある．それぞれプローブの大きさと視野の広さが異なり，診断部位や目的に応じて使い分けられる．

　超音波画像は，反射波強度をそのまま輝度表示するだけでよいので，ほぼリアルタイムで描画できる．そのため動きのある部位にも有効な診断手法として普及した．また超音波ビームをスキャンせずに時間軸で境界の位置変化を波形のように並べてみせる M（Motion）モード画像は，心臓弁の動きの可視化などに使われている．

　ただし，撮影範囲に骨や空洞があると，周囲の生体組織と音響インピーダンスが大きく異なるため，超音波がほぼすべて反射してしまい，その奥は画像化されないので注意が必要である．

　応用撮影としては，超音波ドップラー法による血流計測と組み合わせることで，血流の向きと速度を色分け表示するカラードップラーや，超音波ビームをスキャンする範囲を広げ三次元画像を得る 3D 超音波画像，これに時間軸を加えてリアルタイム動画が得られる 4D 超音波画像までもが実用化され，その利用範囲はますます広まっている．

超音波画像の利点は，X線による被ばくがなく安全性が高いことが挙げられる。用いる超音波のエネルギーは十分に弱いため，妊婦胎内の画像診断方法として有効である。またMRIやX線CTと違い撮影装置は小型であるため，患者のベッドサイドで診断することができる。最近ではポータブル化が進み，バッテリー駆動で持ち運べる機種も登場し，災害現場での急を要する検査にも使われはじめている。

CTなどと比べると，撮影できる範囲が狭いこと，生体内の不均一性によるSpeckleノイズがあることなどが欠点として挙げられるが，ディジタル化による画像処理が進み，画質は改良されてきている。

9.4 その他の医用画像

9.4.1 核医学画像

X線CTやMRIが臓器の形状を描出する形態（けいたい）画像（Anatomical image）であるのに対し，血流量から臓器の活動状態を画像化するものを機能画像（Functional image）とよび，核医学画像であるSPECT（Single Photon Emission Computed Tomography：単一光子放射断層撮影）やPET（Positron Emssion Tomography：陽電子放射断層撮影）がこれにあたる。これは，脳の活動部位など局所的に血流量が増える箇所に着目し，放射性同位体（Radio Isotope：RI）を投与することで血流を標識（ひょうしき）し画像化する方法である。

SPECTは，γ線を放射するキセノンなどのRIを鼻から吸引させて撮影する。血中に取り込まれたRIは脳の活動部分に多く蓄積し，そこから発生するγ線量も増えることになる。そこで頭部周囲で検出器を回転，あるいは円周上に並べてγ線量を測定し，X線CTと同じ原理で画像を再構成することで，脳の活動状態を計測する方法である。SPECTの原理を図9.19に示す。

X線CTではX線管の位置は既知なので検出したX線の方向は特定できるが，SPECTではγ線を発生させたRIが体内のどこにあるかは未知なので，γ線の方向を特定するため検出器のまえにコリメーターを置いている。コリメーターは鉛などの円筒で，斜めに入射するγ線を遮ることで，軸方向に直進してきたγ線だけが検出器まで到達するしくみである。そのため，発生したγ線のうち画像化に寄与するのは一部だけということになる。

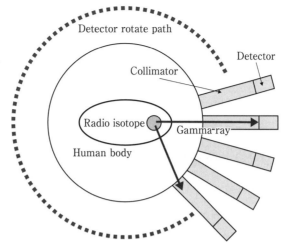

図 9.19 Schema of SPECT

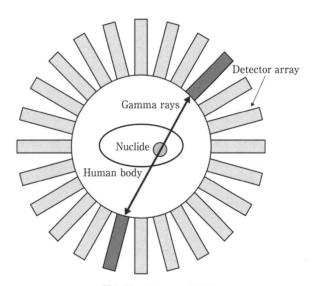

図 9.20 Schema of PET

　PET は，陽電子を放出する炭素，酸素，水素，フッ素などの核種（Nuclide）を用いる。核種から出た陽電子は，すぐに周囲に存在する電子と対消滅（Annihilation）し，180 度反対方向に 2 本の γ 線を発生させる。したがって，図 9.20 に示すように，人体周囲に配置した検出器のうち複数同時に γ 線を検出するものがあれば，その検出器を結んだ線上に発生源があることになり，方向を特定できる。そのため SPECT と比べてコリメーターが不要で，画像化に利用できる γ 線量が多いため，鮮明な結果が得られる。

PETで使用する核種の半減期は短く，SPECTでは5日間ほど待たないといけないのに対し，10～15分間隔での連続撮影ができる。そのかわり，核種は撮影直前に用意しなければならないため，核種を製造するサイクロトロンの併設が必須で装置規模が大きくなる。

また PET は血流が多い箇所を画像として捉えられるため，がんの早期発見にも利用されている。

9.4.2 機能的 MRI

機能的 MRI（Functional MRI：fMRI）は，通常の MRI 装置を利用して脳機能画像を撮影でき，PET と違い被ばくの問題がないため，脳科学の分野を中心に広く用いられている。具体的には EPI（Echo Planar Imaging：エコープラナー法）などの血流変化を捉えることのできる高速撮影方法を使う。

脳の局所的な血流変化が MRI の画素値に影響するしくみは，血中のヘモグロビンが酸素と結びついているかどうかによる BOLD（Blood Oxygen Level Dependent）効果，および血流速度による in-flow 効果が複合している。そこで被験者に与えた課題をもとに画素値変化のモデルをつくり，実際に計測された画像の画素値変化がモデルと一致している度合いを統計的に可視化するのが SPM（Statistical Parametric Mapping：スタティスティカル パラメトリック マッピング）である。したがって得られる結果は，その部位が活動している確率であり，活動の強度ではないことに留意して考察する必要がある。

9.5 医用画像データベース

ここで挙げた画像技術のほかにも，皮膚表面の温度分布を可視化するサーモグラフィーや，患部を写した写真も医用画像に含まれる。こうしたさまざまな画像のディジタル化に対応し，診断や治療に活用するため定められたのが，医用画像の管理と通信に関する DICOM 規格（Digital Imaging and Communication in Medicine）である。

DICOM 規格では，画像を保存するフォーマットと，撮影装置（Modality），画像サーバー，画像表示端末との間で画像を通信する手続きが決められており，規格に則っていれば異なるベンダー（Vender）の製品でも相互に接続可能になるため，医用画像システムの構築に欠かせないものとなっている。

参考文献

1) 木村雄治：医用工学入門．コロナ社，2001．
2) 飯沼武，舘野之男：ME 教科書シリーズ X 線イメージング．コロナ社，2001．
3) 岩井喜典，斎藤雄督，今里悠一：医用画像診断装置—CT, MRI を中心として—．コロナ社，1988．
4) 嶋津秀昭：入門医用工学．菜根出版，1996．
5) 日本エム・イー学会 ME 技術教育委員会（監修）：ME の基礎知識と安全管理．改訂第 4 版，南江堂，2002．
6) Moriel NessAiver（著），押尾晃一，百島祐貴（訳）：図解 原理からわかる MRI．医学書院，1998．
7) ピーター・ルイテン，カレン・ヤンセン（著），石川徹（訳）：MRI の原理と応用—基礎から EPI まで．通商産業研究社，1996．
8) 生体情報の可視化技術編集委員会（編）：生体情報の可視化技術．コロナ社，1997．

第10章 人工臓器

　人工臓器は，先天性疾患，病気，事故などにより，生体臓器の機能が失われたり，機能が十分に発揮できない場合に，その機能の代行や補助を人工的に行う代用器官で，一般に外科的治療や内科的薬物療法ではその機能の回復が見込めないときに用いるものである。人工臓器の代表的なものとして，代謝系では人工腎臓が，また循環系では人工心臓がある。そのほかに整形外科領域では人工関節や人工骨，耳鼻科では人工内耳，眼科では人工水晶体などがある。本章では，循環系人工臓器と代謝系人工臓器について代表的なものについて簡単な歴史を含めて解説する。

10.1　循環系人工臓器

10.1.1　人工弁

(1)　人工弁とは

　心臓は，左右心室が弛緩と収縮をくり返し拍動することにより血液を送り出しているが，血液が逆流せず，一方向の流れをつくり出すためには，各心室の入口と出口に弁が必要となる。右心室の入口には三尖弁，出口には肺動脈弁が，そして左心室の入口には僧帽弁，出口には大動脈弁がそれぞれある。心臓弁膜症などにより，心臓の弁がうまく開閉できなくなった場合に，これらの代用として使用されるのが人工弁（Artificial heart valve）である。

(2)　種類

　人工弁の種類には人工材料でできた機械弁と，牛や豚の生体組織からできた生体弁がある。機械弁には，ボール弁や傾斜型ディスク弁（一葉弁，二葉弁）があり，生体弁には豚大動脈弁や牛心膜弁，ステントレス異種大動脈弁，sutureless弁などがある（図10.1）。

①傾斜型ディスク弁（二葉弁）

　半円状の2枚の弁葉それぞれが蝶番で開閉する構造をしており，現在最

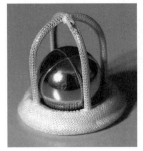
(a) Ball valve.
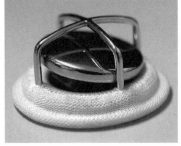
(b) Kay-Sheiley single leaflet valve.
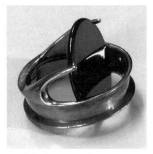
(c) Single leaflet valve.
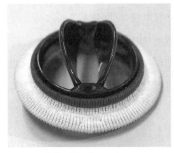
(d) Bileaflet valve.
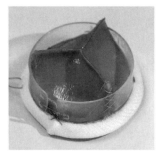
(e) Tissue (biological) valve.

図 10.1 Types of heart valves

も一般的に使用されている機械弁となっている。スムーズな弁の開閉と，血液が弁の中心近くを通る中心流が得られるという特徴をもっている。弁葉の材質はパイロライトカーボン炭素材料製で，オリフィス（弁葉を支えるリング状のハウジング），ソーイングカフ（人工弁を心臓に縫着する部分）から構成されている（図 10.2）。ソーイングカフにはポリエステル（ダクロン）やPTFE（テフロン）などが用いられている。

　機械的な強度が高いため耐久性にはすぐれているが，人工材料ゆえに血栓形成の問題があり，機械弁が体内にある限り，抗凝固剤（ワルファリン）の服用が必要となる。血栓による弁の開閉不全や，血栓塞栓症などの合併症，抗凝固剤による出血リスク上昇なども問題となる。

②生体弁

　動物（牛や豚）の弁を取り出して加工した弁であり，薬品処理を施すことにより拒絶反応を抑制している。生体組織本来の構造をそのまま用いることによってスムーズな血流と逆流が少ない点においては機械弁よりすぐれているが，長期間にわたり開閉をくり返すうちに石灰化や亀裂の発生など，構造的劣化が起こるなど，機械弁に比べ耐久性に問題がある。

　また，手術時の低侵襲化および手術時間の大幅な短縮が可能な経カテー

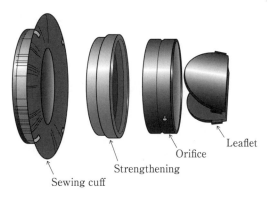

図 10.2 Structure design of bi-leaflet mechanical heart valve

テル大動脈弁置換術（TAVR）に対応したステントバルブや sutureless 弁（Perceval 弁）も存在している。

(3) 求められる性能

一般的に人工弁には，大きく開いて確実に血液を流すこと，逆流が少ないことなど，すぐれた開閉機能が求められている。また機械弁に対しては抗凝固剤の服用が不要となるような抗血栓性が，生体弁に対しては生涯にわたって使用できる耐久性が求められている。

10.1.2 人工血管

(1) 人工血管とは

血管は血液を全身に循環させる管状の臓器である。動脈瘤や解離，動脈硬化による狭窄など血管に重大な疾患を生じた場合に，血管の代用として使用されるのが人工血管である。人工血管はおもに，瘤などが生じた血管と取り換える手術（人工血管置換術）や，動脈硬化などで狭窄した血管を残したまま，人工血管による新しい血流路を形成して上流と下流をバイパスする手術（人工血管バイパス術）などで用いられている。

(2) 血管の構造，内皮細胞の働き

血管は内膜，中膜，外膜の三層構造をもっている。内膜の表面を覆っている内皮細胞は抗血栓性を有しており血液が触れても固まらない。さらに感染の防御といった役割も果たしている重要な細胞である。血管の機能を代替すべく体内へ埋め込まれた人工血管の内面にはまず，薄い血栓の層ができ，その中に細胞が侵入・増殖して，新生内膜が形成される。新生内膜

の表面は，内皮細胞による被覆を誘導するため，血液中を流れる未分化の内皮細胞（血管内皮前駆細胞）が膜表面へ生着する．内皮細胞に覆われた適度な厚さの新生内膜で人工血管内腔面全体がうまく覆われれば，埋め込み初期における血栓形成や新生内膜肥厚による閉塞から免れ，長期開存性が期待できると考えられている．

(3) 求められる性能

人工血管には一般的に，a) 長期開存性，b) 内皮細胞のもつ天然の抗血栓性，感染防止機能の長期間維持，c) 過剰な新生内膜肥厚の防止，d) 手術時の取り扱いやすさ（血液の滲みだしが少ない，針を刺す抵抗が少ない，縫合部が人体の血管と馴染みやすい），e) 保管のしやすさ，ただちに使用できるなどの利便性，などが求められている．

(4) サイズ

ヒトの血管の太さは30 mm程度から1 mm以下までさまざまである．人工血管も，大口径（内径10 mm以上），中口径（内径6〜8 mm）のものが一般に使われており，小口径（内径4 mm以下）のものも開発されている（図10.3）．

(5) 素材

人工血管の素材としては，おもにポリエステル（ダクロン）やPTFE（Polytetrafluoroethylene），ePTFE（expanded PTFE），ウレタンなどが使用されている．

①ポリエステル製人工血管

ポリエステルを編んだり織ったりしてつくられており，おもにニット編

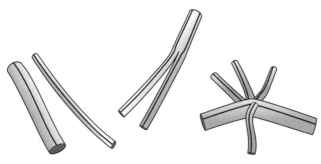

図10.3 Types of vascular grafts

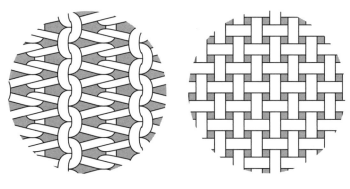

(a) Knitted Dacron　　(b) Woven Dacron

図 10.4　Structure of vascular graft

みを用いたニッテッドダクロン（Knitted Dacron）と平織りによるウーブンダクロン（Woven Dacron）に分けられる（図10.4）。

　ポリエステル製人工血管は，編み方，織り方により形成される目の細かさにより，強度と柔軟性，有孔性（Porosity）の調整が可能である。ニッテッドダクロンは，柔軟で伸縮性に富み，仮性内膜が形成されやすく，長期開存性にすぐれているが，有孔性も高いため，血液が漏出しやすい。一方，ウーブンダクロンの伸縮性はやや乏しいが，拡張しにくく，有孔性は低い。有孔性のあるポリエステル製人工血管をそのまま使用した場合は，移植初期に血液漏出が起こるため，それを防ぐためのシールド（コーティング）や，内皮細胞被覆促進を目的としたアルブミン，コラーゲン，ゼラチンなどをあらかじめコーティングした人工血管が広く使われている。そして，屈曲によるつぶれ（キンク）を防止するために蛇腹構造となっている。また，血管の分枝の再建に対応した，分枝付き（Branched）人工血管も使用されている。

② ePTFE 製人工血管

　ePTFE（expanded Polytetrafluoroethylene）製の人工血管は，材料の押出による一体成型でつくられており，繊維を編んだポリエステル製人工血管のような血液漏出がほとんどない。血栓が付きにくく，長期開存性にすぐれていることから，末梢血管など，中口径の人工血管として使われている。素材の復元力や柔軟性が乏しくつぶれやすいため，人工血管の外側につぶれ防止のリングが付いたものも存在している。また，人工血管に通した針穴からの血液漏出が問題となる場合がある。

(6) 問題点

人工血管は埋め込まれた直後（急性期）から遠隔期までの長期間，血栓などにより塞がれずに血液を流し続けることが求められているが，人工血管の閉塞という問題は現在でも完全に解決できていない。人工血管の閉塞は，血栓閉塞（人工血管の内面に付着した血栓が大きくなる）や，新生内膜肥厚（人工血管内にできた新生内膜が厚くなりすぎる）によって生じる。とくに小口径（内径4 mm 以下）の人工血管において術後短期間による閉塞が大きな問題点となっている。

10.1.3 人工心肺装置[1,2]

(1) 人工心肺装置とは

人工心肺装置（Artificial heart-lung machine, Cardiopulmonary Bypass：CPB）とは，心臓や大血管をバイパスして血液循環とガス交換を機械的に代行する装置のことである。心臓や胸部大動脈の手術時などにおいて，心臓や血流を一時的に止めなければならない場合に使用される。体外循環装置（Extracorporeal Circulation：ECC）ともよばれている。

(2) 人工心肺装置の構成

人工心肺装置は，a) 貯血槽，b) 送血ポンプ，c) 人工肺，d) 酸素混合ガス供給装置，e) 冷温水槽，f) 熱交換器，g) 送血フィルタ，h) ベントポンプ，i) 血液吸引ポンプ，j) 心筋保護液供給装置，k) 血液濃縮器，などから構築されている（図10.5）。

(3) 体外循環の流れ

上下大静脈，右心房，肺動脈などから，挿入したカニューレを経て，生体と貯血槽の落差により脱血された血液は，a) 貯血槽へ貯えられ，回収血の貯留や循環血液量の調整が行われる。貯血槽の血液は，b) 送血ポンプにより，c) 人工肺へ送られる。d) 酸素混合ガス供給装置より供給されたガスによりガス交換（静脈血の酸素添加と二酸化炭素除去）が行われ，e) 冷温水槽から供給される冷温水により，f) 熱交換器において血液温度の調節を行う。g) 送血フィルタで異物や塞栓物質，微小気泡を除去して大動脈へ送血される。このほかに，心臓内圧力の減圧や心臓の過伸展防止などのため，h) ベントポンプ（心臓内部の血液を吸引して貯血槽へ送る），i) 血管吸引ポンプ（術野の出血を回収し貯血槽へ送る），j) 心筋保護液供給装置（心筋を保護するための心筋保護液の注入を行う），k)

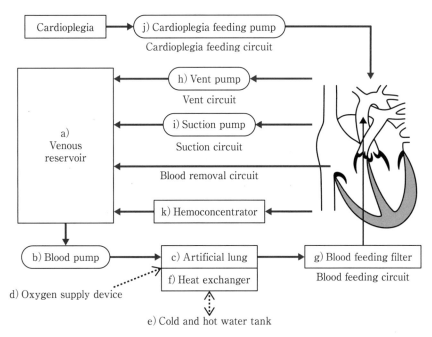

図 10.5 Components of the artificial heart-lung machine

血液濃縮器（血液中の余剰水分を除去する）などがある。

(4) 送血ポンプ

人工心肺装置に使用されるおもな送血ポンプ（血液ポンプ）には，ローラポンプ（Roller pump）と，遠心ポンプ（Centrifugal pump）がある。人工心肺の送血ポンプに求められる性能としては，

・圧揚程 500 mmHg に対し，7 L/min の拍出流量を維持できること
・血液損傷が軽度であること
・血液の滞留や乱流の原因となる死腔がないこと
・ディスポーザブルで，安価であること
・拍出流量の信頼性・再現性が高いこと
・停電の場合でも手動でも流量を確保できること

などがあげられる。

①ローラポンプ

弾性チューブをローラが回転しながら連続的に圧迫閉鎖することで，チューブ内部の流体が駆出されるしくみである（図 10.6）。2 つのローラからなるタイプが一般的であり，ローラヘッドが回転しながら，対面状に配置された 2 つのローラを回転させ，つねにどちらか一

方のローラがチューブを圧閉する。流出側には陽圧が，流入側には陰圧が発生し，ローラヘッドの回転軸からローラの回転軸までの間隔を調整することにより，ローラがチューブを圧迫閉鎖する圧閉度を調節することができる。圧閉度が適正に調節されていないと，過度の圧迫やキャビテーションによる血液損傷，チューブ内面からの摩耗粉の発生などが生じる。

ローラポンプは拍出流量特性は，ローラヘッドの回転数と拍出流量が比例しているため，回転数から流量を換算できるという特徴をもっている（図 10.7）。

拍出流量＝(チューブ断面積)×(ローラヘッドの円周)×回転数
　　　　＝((チューブ内径/2)^2×π)×(ローラヘッド直径×π)
　　　　　×回転数

ローラポンプの利点としては，

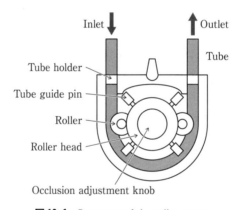

図 10.6　Structure of the roller pump

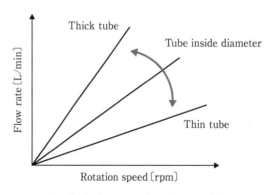

図 10.7　Roller pump flow characteristics

- ポンプ構造が単純である
- 制御パラメータが回転数のみである
- 回転数と拍出流量が比例している（拍出流量を計測するための流量計を必要としない）
- 拍出流量がポンプの前後に影響されない
- 血液接触部はチューブのみである
- ディスポーザブル部材はチューブのみであり安価である

などがあげられる。

欠点としては，a）圧閉度の調整が必要である，b）回路閉塞による異常回路内圧の発生，などがあげられる。

②遠心ポンプ

ポンプヘッドの中心部にある流入口から入った血液が，ポンプケーシング内の回転子の高速回転により生じた遠心力を受け，ポンプヘッド外側の接線方向にある流出口から駆出されるしくみとなっている。遠心力を発生させるための回転子には，円錐状コーンを重ねたコーン型（Cone type）（図10.8），羽根車を使用したインペラ型（Impeller type）（図10.9），回転板に溝を備えた直線流路型（図10.10）などがある。

回転動力の伝達は，駆動装置側の外部モータの回転子と連結された磁石が，ポンプ回転子内部の磁石と磁気結合することで行われている。これによりモータとポンプが分離され，ディスポーザブル部材はポンプ部のみとなる。

遠心ポンプの拍出流量特性は，ポンプの圧揚程に応じて流量が変化し，またポンプの回転数によってもその特性が変化するという特徴をもっている（図10.11）。このため，拍出流量を把握，制御するには，

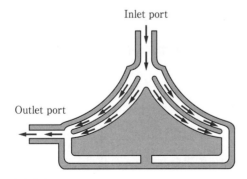

図10.8 Centrifugal pump with a conical rotor

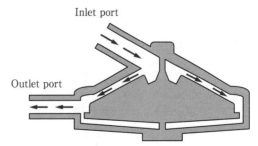

図10.9 Centrifugal pump with an impeller

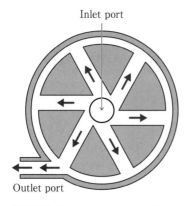

図 10.10 Centrifugal pump with a rotating plate

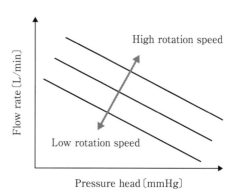

図 10.11 Centrifugal pump flow characteristics

流量計による監視と，回転数の調整が必要となる。

遠心ポンプの利点としては，
- 過度の陰圧を生じない
- 溶血などの血液損傷が少ない
- 空気を送りにくい構造をしている
- 長時間の使用が可能である
- 機器が小型で可搬性がある

などがあげられる。

欠点としては，
- 拍出流量が圧揚程の変化の影響を受ける
- 拍出流量を把握するために流量計が必要である
- 粘性など血液の性状によりポンプの特性が変化する
- 弁が存在しないため，ポンプ停止時や低流量時に逆流が生じる
- ポンプ部がディスポーザブル部材であり高価である

などがあげられる。

(5) 人工肺

人工肺では静脈血の酸素添加と二酸化炭素除去を行っている。詳細は10.1.4項を参照のこと。

10.1.4　人工肺[1,2]

(1) 人工肺とは

人工肺（Artificial lung）は静脈血に酸素を添加し二酸化炭素を除去する装置で，おもに心臓手術のさいに使用される人工心肺装置や経皮的心肺

補助装置（Percutaneous Cardiopulmonary Support：PCPS），体外式膜型人工肺（Extracorporeal Membrane Oxygenation：ECMO）といった補助循環装置において，肺の機能を代行するために用いられている。現在，臨床使用されている人工肺はガス交換膜とよばれる膜を介してガス交換を行う，膜型肺が使用されている。

(2) ガス交換膜

膜型人工肺（Membrane oxygenator）に使用されているガス交換膜には，均質膜，多孔質膜，非対称膜，複合膜がある（図 10.12）。多孔質膜は微細孔を通じて血液とガスが直接接触するため，開心術における人工心肺装置に用いられているが，均質膜，複合膜では血液とガスが直接接触することがないため，ECMO などで長期使用される。

①均質膜（True membrane）

膜の材料にはガス透過性にすぐれたシリコーンゴム，ポリジメチルシロキサンなどが用いられている。生体の肺と同様に，血液とガスは完全に非接触であり，血液の漏れがない。ガスは膜に溶解，拡散し，膜の反対側の血液側に放出される。しかしながら素材の機械的強度が低いことから，薄膜化や細かな中空糸をつくることが困難となっている。

②多孔質膜（Microporous membrane）

膜の素材には強度や耐久性にすぐれたポリプロピレンなどが用いられている。膜には，平均孔径 $0.05\,\mu m$ 程度（$0.03 \sim 0.07\,\mu m$）の微細孔が無数に開けられており，水やガス分子は通り抜けられるが，血球

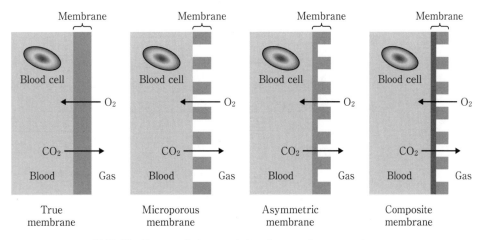

図 10.12　Types and characteristics of gas exchange membranes

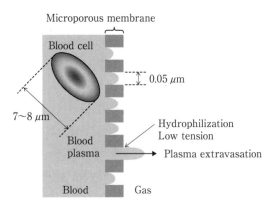

図 10.13 Gas exchange membranes and plasma extravasation

成分は通過することができない（図10.13）。ガス交換は，微細孔を通り抜けたガスが血液と直接接触することで行われるため，ガス透過性は高くなる。血漿成分は，血漿の表面張力と膜の疎水性により浸潤が抑制されているが，使用が長期に及ぶと，微細孔の親水化や，血液の表面張力の低下により，血漿成分の漏出が起こるようになる。また，ガス流路に結露が生じると，ガス流路の抵抗上昇による性能低下が起こる。ポリプロピレンは強度が強いため薄膜化による小型化が可能であり，現在最も汎用されている。

③非対称膜

膜の素材には特殊ポリオレフィン（ポリメチルペンテン）などが用いられている。膜には，多孔質膜と同じような微細孔が無数に開けられているが，血液接触面に厚さ0.5μm程度の薄い緻密層をもっている。多孔質層によってガス透過性を維持しながら，この薄い緻密層により血漿の漏出を防いでいる。

④複合膜

ポリプロピレン製の多孔質膜に，ガス透過性の高いシリコーンを0.2μmの超薄層でコーティングしている。多孔質膜の良好なガス透過性を維持しながら，血漿漏出を防止している。

(3) 膜型肺の構造

膜型人工肺にはいくつかのガス交換膜の形態があり，ガス交換膜をコイル状に巻いたフィルム型や，複数の膜を重ねた積層型，膜を筒状にした中空糸型がある。中空糸型には，中空糸（Hollow fiber）の内側を血液が流れ，外側を酸素ガスが流れる内部還流型と，中空糸の内側に酸素ガスが流

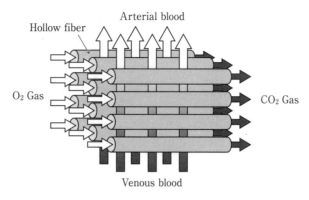

図 10.14 Artificial lung with external circulation

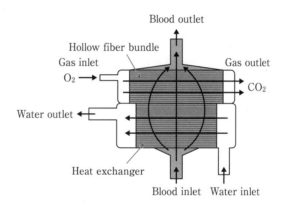

図 10.15 Structure of an artificial lung

れ，外側を血液が流れる外部還流型がある。現在，臨床で広く使われている中空糸型人工肺は，外部還流型となっている（図 10.14）。中空糸型人工肺の構造は，直径 0.25 mm の管である中空糸を束にして収めたハウジングと，ステンレスパイプが収められた熱交換器から構成される。静脈血は下部の流入口から入り，熱交換器で血液温度が調整され，ガス交換膜でガス交換がされ，酸素添加された血液が流出口から排出される構造となっている（図 10.15）。熱交換は冷温水槽から送られた冷水や温水がステンレスパイプの内部を流れることにより，ステンレスパイプの表面で行われる。外部還流型では中空糸間を血液が流れるため，圧力損失は小さく，有効膜面積は大きく，血液充填量は小さいという特徴をもっている。

10.1.5　ペースメーカ[1,3]

(1) ペースメーカとは

心臓は右心房上部にある洞結節で発生した周期的な電気刺激が，心房内

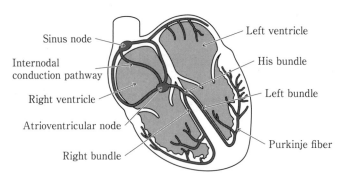

図 10.16 Electrical impulse conduction system of the human heart

伝導路（結節間伝導路），房室伝導路（房室結節，ヒス束），心房内伝導路（右脚，左脚，プルキンエ線維）を伝わって心筋を刺激し収縮させている（図10.16）。この電気刺激が伝わる経路である刺激伝導系になんらかの障害が生じた場合に，不整脈などの疾患を生じる。こうした疾患に対し，心室，心房または両者に電気刺激を加えることにより，心臓の拍動を正常に維持する装置がペースメーカ（Cardiac pacemaker）である。

(2) 基本構成

ペースメーカは電気パルスを発生する本体と，刺激部位の心内電位（心電図）の計測と，電気パルスの印加の両方を行う電極リードから構成される（図10.17）。本体が患者の体内に半永久的に植え込まれる体内式（植え込み型）ペースメーカと，本体が患者の体外に置かれ，緊急時に一時的に使用される体外式ペースメーカに分けられる（図10.18）。

(3) 体内式（植え込み型）ペースメーカの構成

電気パルスを発生する本体は，心電図感知回路，デマンド回路，刺激パルス発生回路，制御用マイクロプロセッサを有する電子回路部分と，本体の大部分を占める電源用電池から構成され，チタンなどの金属でシールされている（図10.19）。電源用電池には，リチウムヨウ素電池が使用され，電池寿命は使用状況にもよるが6〜7年以上となっている。

電極リードは，心房や心室内に留置されるカテーテル電極と，心筋表面に直接電極を取り付ける心筋電極がある。電極面は心筋組織のくぼみに引っ掛けて固定するタインド式と，心筋組織にねじ込んで固定するスクリューイン式がある。また，カテーテル先端部は，プラス，マイナスの両方を備えた双極電極と，マイナス極のみで本体金属がプラス極になってい

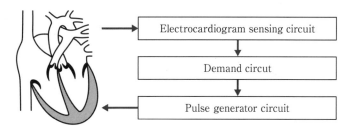

図 10.17 Basic scheme of a pacemaker

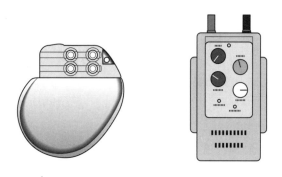

(a) Internal type　　(b) External type

図 10.18 Types of pacemakers

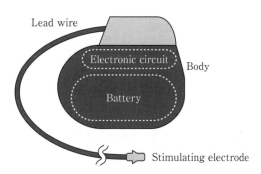

図 10.19 Structure of a pacemaker

る単極電極がある。

(4) 機能と適応

体内式（植え込み型）ペースメーカでは，刺激を加える場所，心電図を感知する場所，心電図に応答する様式を表したICHD（国際コード）が本体に示されている（表10.1）。

ICHDコードの第1文字は刺激する部位（ペーシングの心腔），第2文字は感知する部位（センシングする心腔），第3文字は心電図（自発電位）

表 10.1 ICHD code

Position	I Chambers paced	II Chambers sensed	III Modes of response	IV Rate modulation
Letters used	V＝ventricle A＝atrium D＝double	V＝ventricle A＝atrium D＝double O＝none	T＝triggered I＝inhibited D＝double O＝none	R＝Rate modulation

に対する応答様式，第4文字は心拍数応答機能の有無を示している。

　第1文字と第2文字において，Vは心室，Aは心房，Dは心房と心室を表している。また第2文字においてOはセンシング機構がないことを表している。また第3文字目は，心電図（自発電位）に対する応答様式であり，Iは自発電位があればペーシングが抑制され，Tは自発電位に同期してペーシングがされ，DはIとTの両方の働きを行い，Oは自発電位が無視されることを表している。

　また第4文字は心拍数応答機能を表しており，人体の活動度（体動，呼吸数，心電図QT時間など）に応じた心拍数に自動的に設定変更することを表している。

10.1.6　人工心臓

(1) 人工心臓とは

　心臓の最も重要な機能は，休むことなく全身に血液を送り出すポンプとしての機能である。人工心臓（Artificial heart）はこれを代行して全身の血液循環を維持する装置である。

(2) 代替する機能による分類

　人工心臓はおもに，自己の心臓を取り除き完全に心機能を代替する全置換型人工心臓[4]（図10.20）と，自己の心臓と並列に血液ポンプを接続して心機能の一部を代替する補助人工心臓[5]（図10.21）に分類される。

(3) 血液ポンプによる分類[6,7]

　人工心臓は，血液ポンプの構造や駆動方式によっても分類される。工業用としてさまざまな種類のポンプが存在しているが，実際に実用化され，人工心臓で使用されているポンプには以下のような形式が存在している。

　①拍動容積型（拍動流ポンプ：Pulsatile pump）

　　拍動容積型の血液ポンプでは，流入口と流出口に人工弁を設置した血液室を拡張，収縮させて血液を一方向に送り出すしくみになってい

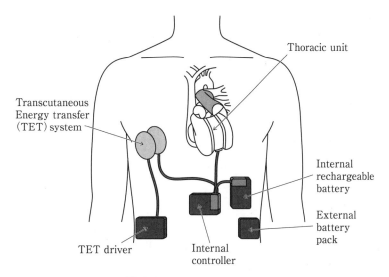

図 10.20 Total artificial heart

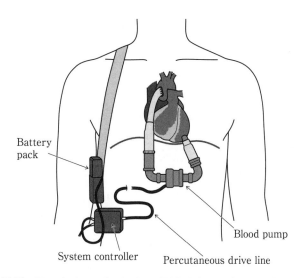

図 10.21 Ventricular assist device. LVAD, left ventricular assist device

る。血液室は，往復運動をするダイアフラムやプッシャープレート，サックやチューブで構成されている（図 10.22）。ダイアフラムやサック，チューブにはポリウレタンなどの柔軟な高分子製膜が使用されており，耐久性と抗血栓性が要求される。ダイアフラムやプッシャープレート，サックやチューブの拡張，収縮には空気圧を用いた空気圧駆動式がほとんどであるが，機構としてはシリコーンオイルを用いた油圧駆動式も存在している。また，プッシャープレートの往復運動には直流モータやソレノイドなどのアクチュエータを用いた電気

10.1 循環系人工臓器

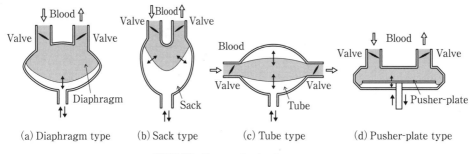

図 10.22 Types of pulsatile pumps

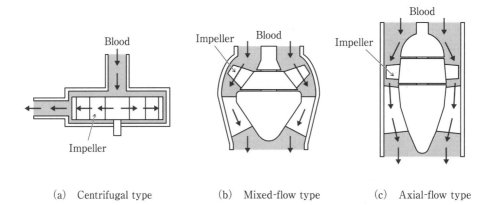

図 10.23 Types of nonpulsatile pumps

駆動式も存在している。

拍動容積型の血液ポンプは，血液室の空間容積にある血液を往復運動などによって容積変化させ液体にエネルギーを与えるため，定量性がよく，吸引吐出揚程も高いという特徴をもっている。血液ポンプの拍出流量は，血液ポンプの拍動数と 1 回拍出量の積によって決定される。1 回拍出量はポンプの前後負荷の影響を受け，血液ポンプの駆動陽陰圧や収縮期比により調節される。

②回転速度型（定常流ポンプ：Nonpulsatile pump[8]）

回転速度型の遠心型血液ポンプ（図 10.23(a)）では，インペラの回転により生じる血液の遠心力により，ケーシング外周部にある流出口から血液が拍出される。一方，インペラの回転中心部は，遠心力が働かず，ケーシング内の血液の拍出にともない低圧となるため，この中心部にある流入口から血液が吸引されるしくみとなっている。血液ポンプの流入出口には弁が存在せず，インペラの回転により圧力差をつくり出して血液を拍出しているため，ポンプの圧揚程は拍出流量に

よって影響を受けるという特徴をもっている。したがって，血液ポンプの拍出流量は生体の循環抵抗（流路抵抗）および，インペラの回転数により変化する。回転速度型の血液ポンプは，さらにインペラの形状によって，斜流ポンプ（図 10.23（b））や軸流ポンプ（図 10.23（c））に分類され，インペラを支える軸受には，ピボット軸受のような機械式軸受（接触軸受），磁気軸受や流体動圧軸受のような非接触軸受を使用したものがある。

(4) 補助人工心臓における補助対象による分類

補助人工心臓では，補助する対象によって以下のように分類される[8,9]。

①左心補助人工心臓（Left Ventricular Assist Device：LVAD）

　　患者の左心室機能を補助するものを LVAD とよんでいる。患者の左房もしくは左心室に脱血管を挿入し，心臓から脱血したあと，上行大動脈に吻合した人工血管（送血管）を通じて，血液を拍出する方法である。

②右心補助人工心臓（Right Ventricular Assist Device：RVAD）

　　患者の右心室機能を補助するものを RVAD とよんでいる。患者の右房もしくは右心室に脱血管を挿入し，心臓から脱血したあと，肺動脈に吻合した人工血管（送血管）を通じて，血液を拍出する方法である。

③両心補助人工心臓（Biventricular Assist Device：BiVAD）

　　患者の両心（左心室，右心室）機能を補助するものを BiVAD とよんでいる。

(5) 補助人工心臓の適用による分類

　補助人工心臓の適応疾患として，後天性疾患では a）心筋症，b）拡張型心筋症，c）肥大型心筋症，d）その他の突発性心筋症，e）二次性心筋症，f）虚血性心筋症，g）不整脈などがあげられる。また単心室症，大血管転移，右室流出路狭窄疾患などの先天性疾患などにも用いられている。さまざまな疾患に対して補助人工心臓は適応されているが，その多くは，おもに後天性疾患である拡張型心筋症に用いられている。

　また補助人工心臓は，一般的には心臓移植までの橋渡しとして使われているが，その使われ方によって以下のように分類される。

① Bridge to Transplantation（BTT）

　　長期にわたる移植待機期間を乗り切るための「心臓移植への橋渡

し」として使用される。

② Bridge to Decision（BTD）

　急性心筋梗塞など，心原性ショックとなった重症心不全症例において，移植適用を判断することが困難な場合，「移植適応判断ができるまでの救命手段」として使用される。

③ Bridge to Candidacy（BTC）

　補助人工心臓の適用後に臓器障害が改善し，将来移植適応になる可能性がある。移植適用判定がただちに下せない場合に，植込型補助人工心臓を適用し，「移植適応判断の留保」を行う場合がある。

④ Bridge to Bridge（BTB）

　体外設置型補助人工心臓では，在宅治療ができず，長期にわたる移植待機期間において著しくQOLが低下する。このような場合，体外設置型LVADから「体内埋込LVADへの切り替え」が行われる場合がある。

⑤ Destination Therapy（DT）

　移植適用外の症例に対し，補助人工心臓を適用する場合「長期在宅治療」とよばれる。内科的治療に比べ，補助人工心臓治療が予後を大きく改善することが知られている。

⑥ Bridge to Recovery（BTR）

　補助人工心臓の装着により自己の心機能が改善する場合のあることが知られている。これを「VADを装着による心機能の回復」とよんでいる。

表 10.2 Ventricular assist devices[9)]

Extracorporeal ventricular assist device	NIPRO VAD ZEON VAD BVS 5000 AB5000 EXCOR CentriMag	NIPRO CO., LTD. ZEON Corp. ABIOMED, Inc. ABIOMED, Inc. Berlin Heart GmbH Thoratec Corp.
Total artificial heart	SynCardia Systems TAH AbioCor TAH	SynCardia Systems, LLC ABIOMED, Inc.
Pulsatile-flow ventricular assist device	Novacor LVAD HeartMate IP LVAD	WorldHeart, Inc. Thoratec Corp.
Continuous-flow ventricular assist device	Jarvik 2000 HeartMate II EVAHEART DuraHeart HeartWare HVAD	Jarvik Heart, Inc. Thoratec Corp. Sun Medical Technology Research Corp. Terumo Heart, Inc. HeartWare, International, Inc.

(6) おもな人工心臓

人工心臓には，臨床治験中の物も含めて数多くの人工心臓が存在する[8,9]。自己心を切除するのか温存するのか，ポンプ本体を体内に設置するのか体外に設置するのか，拍動流か連続流か，接触軸受か非接触軸受か，経皮的補助，小児用などによって分類される（表10.2）。

10.2　代謝系人工臓器

代謝系（Metabolic system）人工臓器として，人工腎臓，補助肝臓，人工すい臓，人工肺，人工血液がある。人工腎臓や補助肝臓の発展形として，さまざまな疾患により血液中に蓄積する不要物質の除去を目的とした血液浄化療法（Blood purification treatment）がある。この療法は人工臓器ではないが，治療方式が似ているためこの項目で取り上げた。

10.2.1　人工腎臓

生体の腎臓機能を下記に示す。

> ①尿素，尿酸，クレアチニンなどのたん白代謝終末産物の排泄除去
> ②体液量，各種電解質濃度，pHなどの調節
> ③毒物や薬物の排泄除去
> ④血圧の調節（レニン産生）
> ⑤ビタミンD_3の活性化

これに対して，人工腎臓（Artificial kidney）は上記①～③の体液中の物質の調節や不要物質の排泄を代行するものである。その方法として，血液からイオンや小分子量物質を分離する技術が不可欠で，具体的な方法に膜分離（Membrane separation）法と吸着法がある。膜分離法はさらに粒子径と分離膜の孔径により，図10.24のように分類される。

(1) 透析法

血液透析（Blood dialysis）法は，腎不全患者の血液と透析液とを透析膜を介して接触させて血液中から不要物質の除去する膜分離法の1つである。したがって，使用する透析膜には，血球や蛋白質は通さないが不要物質の尿素やクレアチニンといった低分子物質は通すサイズの孔径が要求される（図10.25）。この膜を介して血液と接触させる透析液を，尿素など

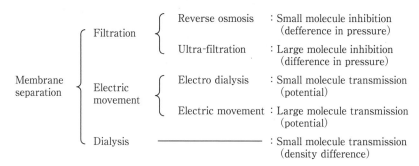

図 10.24 Membrane separation method (A driving force)

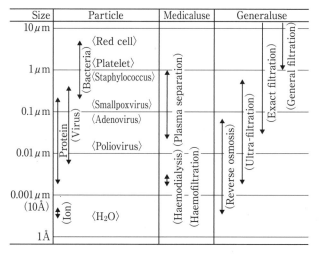

図 10.25 The particle size and the pore size of the separation membrane

の除去したい物質濃度はゼロに，一定濃度を保ちたい電解質などはほぼ正常値の濃度に調整しておくことで透析が可能となる（図10.26）。血液チューブや透析膜などの異物と接触すると凝固するため，透析中は血液抗凝固剤（Blood anticoagulant）を使用する必要がある。

1948年オランダ（後に米国に移住）の Willem Kolff が，孔径約30Åを有するセロファン膜を透析膜とし，当時肝臓から抽出された血液抗凝固剤のヘパリン（Heparin）を用いて，急性腎不全の患者に適用したのが最初である。これまで，キール型（Keel type），コイル型（Coil type），中空繊維型（Hollow fiber type）が開発され，現在では小型で充填血液量が最も少ない（約100 mL）中空繊維型が主流である。

また，透析膜もセルロース系のセロファンからポリアクリルニトリル，ポリスルホン，ポリアミドとより透析効率のよい膜が使用されるようになった。通常体外循環血流量は100～200 mL/min，透析液流量は約500

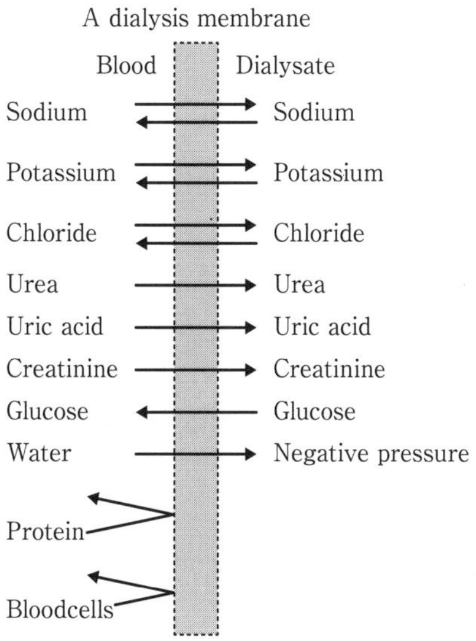

図 10.26 Principle of the haemodialysis

mL/min で，3〜5時間の透析を週3回行う．

　血液を体外に導く方法には体外シャント（External shunts）と体内シャント（Internal shunts）の2通りある．それまでの血液透析療法は透析回数が限られている急性腎不全（Acute renal failure）患者に対して行われてきたが，体外シャントの出現により，慢性腎不全（Chronic renal failure）患者にも対象が広げられるようになった．この体外シャントは，前腕部の皮下で動脈と静脈にそれぞれシリコーンチューブを接続して体外に導き血液回路と接続して透析を行う．透析時以外は，体外で両チューブを接続して血液を常に流して血液の凝固を防いでいる．その後体内シャントの出現により，現在では体外シャントは透析回数が限られている急性腎不全患者に対して用いられるようになっている．

　一方，体内シャントは，長期間の使用を目的に慢性腎不全患者に対して設置するもので，前腕皮下の動脈と静脈を側側吻合する．これにより静脈側は太くなりかつ血管壁が動脈化して丈夫になるため，この太くなった静脈部に経皮的に太い針を2本刺して血液の出し入れを行う．

　その結果，透析時以外では，穿刺部の消毒をしっかりしておけば通常の生活が可能となり，とくに入浴も問題なく行えるようになった（図10.27）．

（2）濾過型人工腎臓

　濾過型人工腎臓（Filtration type artificial kidney）は，膜分離法の1つ

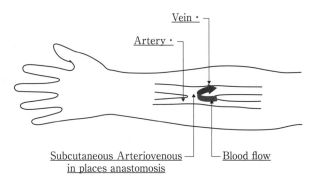

図 10.27 Subcutaneous shunts

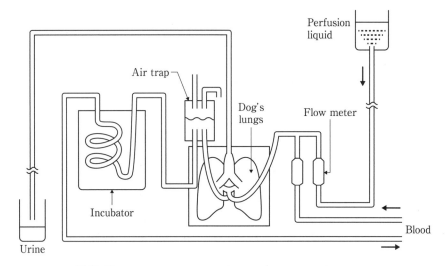

図 10.28 A filtration type artificial kidney using the dog's lungs

である限外濾過法を用いる方法である。本方式による世界で初の腎不全患者の治療は，図 10.28 に示す方法により 1958 年東京大学の稲生綱政により行われた。当時，人工の濾過膜として良好な膜が入手できなかったため，濾過膜としてイヌの肺が使用された。

人工膜では 15 年後の 1973 年に，米国の Lee W. Henderson らによって行われた[10]。両者とも血液を濾過する前に，濾過量と同量の代用液を補充する前希釈法（Pre-dilution method）である。

その後，良好な濾過膜の出現により，効率のよい後希釈法（Post-dilution method）が主流になった。後希釈法は生体腎と同じ分離と再吸収に相当する補液を行うため，極めて生理的である。この方式では，体重の半分に相当する量の交換で血中不要物質濃度は約半分にしか減少しないが，透析法に比べて臨床的所見は極めて良好な結果が得られている。これは，分離

の駆動力が圧力であるため，分離膜を透過可能な大きさの物質であれば，除去すべき高分子物質は透析よりもはるかに多く除去でき，また，体に必要な低分子物質やイオンなどは透析法に比べて過度の除去が防げるためと思われる。しかし本方式は臨床効果が非常に優れているものの，準備が複雑でかつ交換輸液量が多いため，単独で治療に用いられることはなくなった。その一方，効果はそれほどでもないが，透析と組み合わせたHemo-Dia-Filtration（HDF）が行われている。

(3) 吸着型人工腎臓

吸着剤には溶液の中から，特異的に物質を吸着除去する性質がある。その性質を利用して，血液中から，あるいは透析液中から不要物質を効率的に除去するのが，吸着型人工腎臓（Adsorption type artificial kidney）である。ここで吸着剤として用いられるのはよく知られている活性炭であるが，直接血液にさらすと凝固するため，水で膨潤する材料でカプセル化する必要がある。最初に報告したのは，カナダのChang博士であり，マイクロカプセル化した活性炭をカラムに詰めて，そこに血液を流すものであった。しかし，活性炭の性能上やむを得ないとはいえ，クレアチニンや尿酸などはよく吸着除去できるものの，分子量100以下のイオンなどの物質や10,000以上の物質は除去できず，さらに最も除去すべき対象である尿素は，いったんは吸着されるもののすぐに放出されて除去できないという欠点がある。

液相吸着における一般則として知られているのは下記のとおりである。

①**液相吸着の分配係数**（Traube's rule）：

　　液相吸着の分配係数×飽和溶解度＝一定

　　　（水に溶けにくい物質ほど，吸着されやすい）

②**分子量（分子サイズ）の限界**：

　　分子量100以下および10,000以上で吸着量の極度の低下

③**競合吸着**：

　　多成分系での選択吸着，追い出し現象

なお，活性炭は血液浄化療法などにおいて，患者体内に処置した体液を返却する場合，活性炭カラムに通すことで，不明な発熱物質などを除去できる。また，活性炭を服用することで，クレアチニンなどの不要物質を除去し，血液透析の間隔を延ばす試みも古くから行われている。この場合，服用時に腸管や肛門を活性炭によって傷つけないために，吸着性能を損な

わずにコーティングする材料が必要となる。これに対して、著者らの研究として、すでに食用として安全性が確かめられているコンニャクマンナンを活性炭にコーティングして臨床に供した[11]。

(4) 腹膜透析法

腹膜透析法（Peritoneum dialysis）は，膜分離による透析法であるが，透析膜として腹腔内の腹壁や腸間膜などの表面にある毛細血管を用い，腹腔内に注入した透析液で血液中から老廃物を除去するものである。体温に温めた透析液を1回約2L腹腔内に注入し，約30分後に透析し終わった透析液を腹腔内から排泄する。このサイクルを1日4回行って老廃物の除去を行うものである。また，透析液を出し入れするために腹壁に穴を開けてあるため，そこにおける感染予防は大切である。なお，一般的な腹膜透析法ではベッドに横たわって自動的に透析液の交換を行うが，本方式の特徴は，透析液バッグを身につけることにより，仕事をしながらでも透析治療ができることである。

10.2.2 補助肝臓

腎不全患者は，生体腎がなくとも人工腎臓のみで生きられるが，肝不全（Hepatic failure）を起こした患者は，人工肝臓（Artificial liver）のみで自身の肝臓なしでは長期に生命を維持することはできない。肝機能が一時的に失われた急性肝不全患者に対して，肝機能が回復するまでの期間，補助的に行うのが現在の補助肝臓（Hepatic assist）で，人工腎臓に相当する人工肝臓は存在しない。血漿交換や吸着除去療法以外の肝不全患者に対する治療として，動物の肝細胞を利用したハイブリッド型補助肝臓がある。

我が国のハイブリッド型補助肝臓の初期の代表的研究として，東京大学の堀原一らによるイヌの肝臓を利用したものがある（図10.29）。原理は血液透析器に患者用とイヌ用の透析膜を設置してそれぞれに血液を循環させ，両者間に透析液を循環させて患者の血液中にある不要物質をイヌの肝臓に送り解毒するものである。しかし，透析膜ではアンモニアなどの低分子物質は除去できても，本来肝臓で除去すべき多くの中・高分子量物質が除去できないという欠点があった。

それに対して，現在では血漿分離により分離した血漿に対して，中空糸型血漿分離器の濾過側に健常動物の肝臓細胞を充填したバイオリアクターと呼ばれているものを用い，その血液側に血漿を流すことで解毒する方式

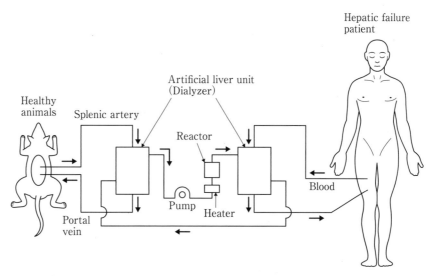

図 10.29 Artificial liver using the dog's livers

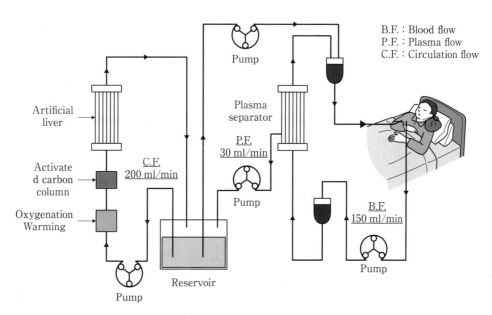

図 10.30 Hybrid type artificial liver

になっている．分離した血漿はバイオリアクター内の肝細胞を活かすために加温と酸素化をしてバイオリアクターに送り解毒する．

また，海外ではバイオリアクターに送る前に加温・酸素化以外に活性炭カラムに通している（図 10.30）．これは，解毒すべき血漿内にはさまざまな不明の肝毒性物質や発熱物質が含まれ，さらにバイオリアクター内の肝細胞からは解毒にともなう胆汁が生産されるため，それらを除去しバイ

オリアクター内の肝細胞の負担を軽くするためである。

10.2.3　血液浄化療法

　腎不全に限らず，血液中に蓄積される代謝産物，毒性物質，病因関連物質などの不要物質を生体機能に代わって除去し，血液の性状を正常化するのが血液浄化療法である。通常この療法は，当初はおもに透析では除去できない大きさの物質，変性した不要たん白質，血漿たん白質に結合した毒性物質などの除去を対象としていた。正常化の対象は血漿であり，血液からの血漿分離は，遠心分離法と膜濾過法とがある。

　膜濾過による連続的血漿分離の研究は，著者らの孔径 $1.0\,\mu m$ サイズの多孔性分離膜により行ったことに始まる[12]。当初は腎不全患者に対して低分子量のみならず不要な中・高分子物質の除去を目的にしたものである。現在用いられている多孔性分離膜の孔径のサイズは $0.2〜0.6\,\mu m$ で，形状は中空糸型である。遠心分離や膜濾過により分離した血漿に対して，現在では下記の処置で血液の正常化が行われている。そのため本治療法は人工臓器というよりも血液性状異常に対する治療法の1つといえる。

1) 血漿交換：プラズマフェレーシス（Plasmapheresis）とも言われる治療方法で，血液から分離した血漿は廃棄して，その代わりに正常血漿や代用血漿（5%アルブミン製剤）を体に戻して治療する。劇症肝炎（Hepatitis fulminant）などに対して補助肝臓としても用いられる。

2) 二重濾過法：分離した血漿をさらに細かい孔径の分離膜で濾過し，中間層で取得した物質を除去する。抗原抗体反応などを起こすグロブリンなどは分子量が大きいためこの方式で除去し，分子量の小さいアルブミンは体に戻すことができる。最近はウイルスも対象となり，二重濾過で大部分のウイルスを除去し，体に残った少量のウイルスに対して薬剤などで治療する試みも行われている。

3) 冷却分離法：血漿中に含まれる病因関連物質の多くは冷却によりゲル化して沈殿する。この性質を利用して，ゲル化した物質を同じサイズの分離膜などで除去する。一例として，リュウマチ因子は冷却でゲル化するため，その治療に用いられている。

4) 吸着法：従来の活性炭などの吸着剤よりも，除去対象物質を特異的に結合除去する吸着剤の開発が行われている。動脈硬化の治療として，マイナスに荷電した吸着剤で，プラスに荷電している悪玉コレステロール（LDL-C）の除去が行われている。

10.2.4 人工膵臓

生体の膵臓は消化酵素である膵液の分泌と血液中のブドウ糖濃度（血糖値）〈Glucose density (blood sugar level)〉を下げるインシュリン（Insulin）の分泌が主な仕事である．とくに膵臓中にある膵β細胞（Pancreas β cell）はインシュリンの分泌に関与し，その機能が損なわれると血糖値が下がらず，いわゆる糖尿病になる．人工膵臓（Artificial pancreas）は，血糖値を測定してその値にあわせてインシュリンを静脈中に注入し血糖値を正常値に保つことを目的とするものである．

糖尿病（Diabetes mellitus）患者の血糖値をよりよく制御するには血糖値の測定が必要となるが，通常化学センサの場合，つねに標準濃度の基準液でセンサ出力をチェックする必要がある．そのため，較正なしで長期間安定して血糖値を測定できるセンサが存在しないのが大きな問題である．また，健常者の血糖値をある期間測定できても，糖尿病患者の血液ではセンサの寿命が極めて短いという現実がある．そのため，小型の血糖値測定センサで測定して，インシュリンとブドウ糖あるいは血糖値を上げるグルカゴン（Glucagon）（膵α細胞（Pancreas α cell）が担当）を注入する携帯型人工膵臓は未だ研究段階である．

それに対して常に血糖値センサを較正しながら正しい血糖値を測定してインシュリンを注入する人工膵臓は，大型となりベッドサイドでの使用となる．そのため，この人工膵臓は，おもに重症の糖尿病患者の管理や患者の病態把握の目的に用いられている．このベッドサイド型人工膵臓は，患者から血液を採取するラインと患者にインシュリンとブドウ糖（あるいはグルカゴン）溶液を静脈中に注入するラインの3つのチューブが患者に接続されている．

参考文献

1) 日本生体医工学会ME技術教育委員会：MEの基礎知識と安全管理．改訂第6版，南江堂，pp. 338-365，2014．
2) 上田裕一，ほか：最新人工心肺―理論と実際．第5版，名古屋大学出版会，p. 14，2017．
3) 中村恵子，ほか：ナースのためのNEW心電図の教室．学習研究社，p. 25，p. 120，2005．
4) 許俊鋭，ほか：先端医療シリーズ37 人工臓器・再生医療の最先端．寺田国際事務所/先端医療技術研究所，p. 74，2006．
5) Slaughter MS, et al.: Advanced heart failure treated with continuous-flow left ventricular assist device. N Engl J Med, Vol. 361, No. 23, pp. 2241-2251, 2009.

6) 電気学会電磁駆動型人工心臓システム調査専門委員会：電磁駆動型人工心臓．コロナ社，p. 9, 1994.
7) 許俊鋭，ほか：実践！ 補助人工心臓治療チームマスターガイド．メジカルビュー社，p. 27, p. 30, 2014.
8) 関口敦（著，編集），西村元延（監修）：最新にして上々！ 補助循環マニュアル．メディカ出版，pp. 222-240, 2015.
9) 許俊鋭，ほか：重症心不全に対する植込型補助人工心臓治療ガイドライン，循環器病の診断と治療に関するガイドライン．pp. 147-190, 2014 年 04 月 28 日更新版．
10) Lee W. Henderson, Louis G. Livoti, Cheryl A. Ford, A. Bernard Kelly, and Michael J. Lysaght："CLINICAL EXPERIENCE WITH INTERMITTENT HEMODIAFILTRATION", Vol. 19, Trans. Amer. Soc. Artif. Int. Organs, pp. 119-125, 1973.
11) 武藤眞，ほか：「コンニャク処理活性炭の経口投与」，人工臓器 Vol. 7, No. 5, pp. 628-631, 1978.
12) 土肥健純，ほか：「血液用人工膜に関する研究」人工臓器，Vol. 5, No. 1, pp. 29-33, 1976.

第11章 治療器

11.1 内視鏡治療

11.1.1 内視鏡の種類

　内視鏡（Endoscope）とは，からだを大きく切開することなく体内・体腔（Body cavity）内を観察するために使用する光学機器である。内視鏡は対物レンズ（Objective lens），イメージガイド（Image guide），撮像素子（Imaging device）で構成される像取得光学系，暗い体内・体腔内での観察を可能とするための光源（Light source）およびライトガイド（Light guide），取得した画像を提示するためのディスプレイから構成される（図11.1）。基本的には対物レンズ，イメージガイド，ライトガイド部分が細長い形状をしており，体内や体腔内に挿入される。内視鏡には体内挿入部が屈曲可能な軟性内視鏡（Flexible scope）（図11.2），金属で構成され屈曲しない硬性鏡（Rigid scope）（図11.3）があり，近年では，イメージガイドの代わりにCCDを使用することで対物レンズ，CCD，光源をカプセル化し，無線で画像伝送を行うカプセル内視鏡（Capsule endoscope）[6,8]

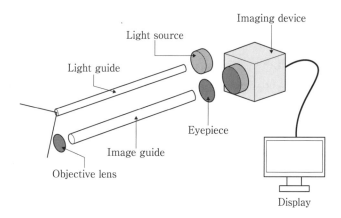

図11.1　Schematic image of the components of an endoscope

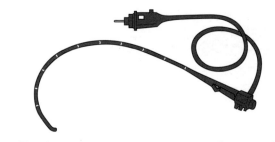

図 11.2 Upper gastrointestinal endoscope (Videoscope)

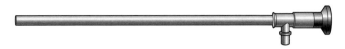

図 11.3 Laparoscope (Rigid scope)

も市販化されている。内視鏡は体温と同程度の36℃前後の温度，ほぼ100％の湿度，暗闇といった状況下で使用されるため，レンズが曇らないこと，取得画像の明るさを確保することが求められている。内視鏡画像は，開腹・開胸化による肉眼での観察と比較し，対象領域を拡大して観察できるという特徴をもつ。

11.1.2 光ファイバ

　内視鏡において，光源用のライトガイドやイメージガイドとして光ファイバが用いられることが多い。光ファイバは石英，プラスティックなどを材料につくられた円柱状の光学素子で，屈折率の異なる同心円状の2つの部分により構成される（図11.4）。中心部はコアとよばれる高屈折率の部分であり，コアを囲む低屈折率の部分がクラッドである。屈折率の高い物質から低い物質へ臨界角以上の入射角で光が入射することで起こる全反射をくり返すことで光が伝達される。光ファイバの外形に対するコアの直径の比率や屈折率の比率は，光ファイバの用途によって異なる。通常，光ファイバに対する光の入射角度によって無数の光線経路が存在するが，コア径を小さくし，ファイバの中心軸に沿って進む光のみを伝達させるシングルモード光ファイバというものがある。ファイバ内での光の分散が少なく，おもに情報通信に用いられる。シングルモード光ファイバに対して，比較的コア径の大きなファイバはマルチモード光ファイバとよばれる。マルチモード光ファイバは，信号伝送をはじめ，光自体の伝送に用いられる。また，マルチモード光ファイバには大きく分けて，Stepped-Index（SI）

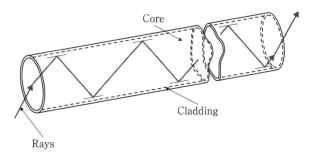

図 11.4 Basic structure of an optical fiber

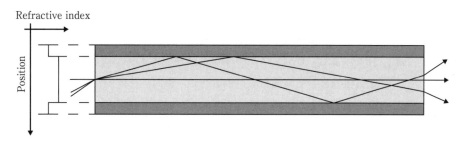

図 11.5 Refractive index distribution and light paths in a step-index multi-modal optical fiber

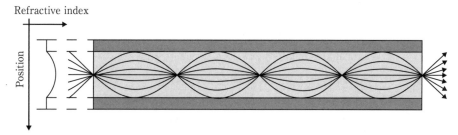

図 11.6 Refractive index distribution and light paths in a graded-index multi-modal optical fiber

型マルチモード光ファイバと Graded-Index (GI) 型マルチモード光ファイバの2種類が存在する．SI 型マルチモード光ファイバは，コアが一様な屈折率分布をもつ光ファイバで，コアに光が入射すると，光線がコアとクラッドの境界で全反射して伝達されていく（図11.5）．GI 型マルチモード光ファイバは，コア内の屈折率分布が中心に向かって徐々に増加していく光ファイバであり，コアに光が入射すると，光線がファイバの光軸上に節をもつサインカーブを描くように伝達していく（図11.6）．屈折率分布の違いにより光軸周辺の光線は遅く進み，外側の光線は速く進む．

　ライトガイドやイメージガイドとしては，光ファイバを複数本束ねた光ファイババンドルが使用されている．

11.1.3　軟性内視鏡を用いた治療

軟性内視鏡はイメージガイドとしてガラスファイバの束を用いるファイバスコープと対物レンズの後ろに CCD を配置し，電気信号として画像伝送を行うビデオスコープがある。軟性内視鏡はおもに消化管や鼻腔など，管路の内側の観察に用いられる。CCD を用いることにより，取得した画像の画像処理が容易になり，ヒトの目ではみえない波長を利用して肉眼では判別がつかない情報の画像化技術の開発も行われている。ただし，CCD を体内へ導入することになるため，耐圧と漏れ電流の規制がきびしく，また，処置具から発生するノイズによる画像の劣化への対策が求められる。また，ビデオスコープはイメージガイドに代わって CCD を用いて電気信号として画像を伝送するため，体内・体腔内に挿入する部分に処置具を通すための経路を確保することが可能となった。そのため診断のための対象の観察だけでなく，ポリープや早期ガンの切除処置への応用がなされるようになった。

11.1.4　内視鏡外科治療

硬性鏡は，腹壁や胸壁に小さな穴をあけ，図 11.7 に示すトロッカ（Trocar）を介して体内に挿入し，腹腔や胸腔などの体腔内の観察に用いられる。このとき，硬性鏡用の穴のほかに数個の穴を設け，硬性鏡と同様に処置具を体腔内に導入し，硬性鏡の画像を観察しながら外科的処置を行う内視鏡外科治療が行われている。対象となる部位に応じて腹腔鏡下手術（Laparoscopic surgery），胸腔鏡下手術（Thoracoscopic surgery），胎児鏡下手術（Fetoscopic surgery）などとよばれている。内視鏡外科治療においてはおもに硬性鏡が用いられるが，臓器の裏側など直線的な硬性鏡では観察がむずかしい領域の治療においては軟性鏡を用いる手法も提案されている。

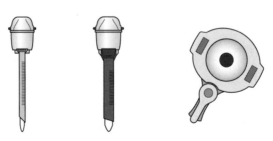

図 11.7　Trocar for endoscopic surgery

11.1.5 腹腔鏡下手術

腹腔内の患部に対して，内視鏡手術を行うには，内臓と腹壁の間に空間を設ける必要がある[10]。この腹部の空間をつくる方法として，炭酸ガスを腹腔内に注入する気腹法と腹壁を吊り上げることで術野空間をつくる腹壁吊り上げ法がある。

①**気腹法**（High pressure tenting in pneumoperitoneum）：気腹法は，腹腔内に 12 mmHg 以下の炭酸ガスを注入し，空間を確保して外科的処置を行うものである。炭酸ガスを注入する気腹装置が必要であり，また，処置具を挿入するトロッカーには逆流防止弁機能（Countercurrent prevention valve function）が必要である。通常，用いた器具は衛生上の問題から使い捨てである（図 11.8）。

②**腹壁吊り上げ法**：腹壁を吊り上げて腹腔内に空間をつくる方法で，気腹法と異なり高価な気腹装置を必要とせず，また逆流防止弁付のトロッカーも必要としない。さらに，使用器具は滅菌消毒で再使用できる利点を有する。そのため，処置費用は気腹法に比べて一般に 1/10 程度となる。この吊り上げ方法には，皮下鋼線腹壁吊り上げ法（Abdominal wall lifting with subcutaneous wiring）と腹膜面持ち上げ法（Abdominal wall lifting from Peritoneum side）がある。

皮下鋼線腹壁吊り上げ法は，腹部皮下の結合組織部にワイヤーを通してそのワイヤーに糸をかけて吊り上げる方法である。そのため出血もほとんどなく，かつ腹膜の損傷もない（図 11.9）。

一方，腹膜面持ち上げ法は，腹腔内で腹膜を面で持ち上げる熊手状の器具を用いて術野空間を確保するものである。この方法は腹膜を圧迫し，腹膜の血流を疎外するという欠点がある（図 11.10）。

以上の観点から途上国では，安価で器具の再使用が可能な，皮下鋼線腹

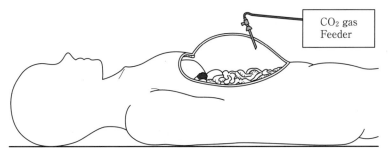

図 11.8 High pressure tenting in pneumoperitoneum

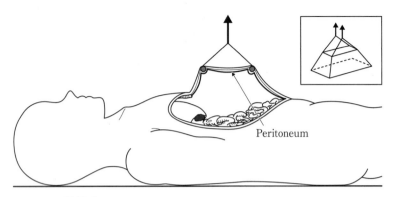

図 11.9 Abdominal wall lifting with subcutaneous wiring

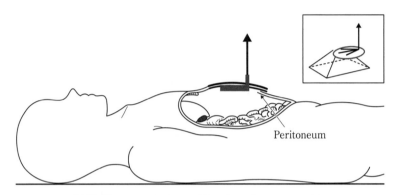

図 11.10 Abdominal wall lifting from Peritoneum side

壁吊り上げ法が適しているといえる。

11.1.6 内視鏡の高機能化

内視鏡が治療に用いられるようになり，画像の高画質化はもちろんのこと，観察以外の機能を付与する技術開発が行われている。

(1) 超音波内視鏡

超音波画像は表面から見えない病変部の観察が可能であることから，内視鏡先端部に超音波探触子を備えた超音波内視鏡（Ultrasonic endoscope）が開発された。体外から超音波画像を取得するより，減衰の影響を受けづらいという特徴があり，表面から見えない位置の病変の診断や穿刺針による組織採取に用いられている。

(2) HEED-HARP 内視鏡

体内は暗闇のため，通常の内視鏡は光源が必要となるが，HEED（High-efficiency Electron Emission Device)-HARP (High-gain Avalanche Rushing amorphous Photoconductor) 内視鏡は CCD と比べ感度が高く，わずかな明かりでも対象の撮像が可能となる[11]。光源の明かりが胎児の視覚に悪影響を及ぼす可能性があるため，胎児外科領域での手術への適応が期待される。

(3) 8K 内視鏡

高解像度の画像を取得することにより，ディジタルズームを行った場合でもじゅうぶんな画質が得られるため，細胞レベルでの観察が可能となることが期待されている[12]。

(4) 視野可変内視鏡

内視鏡は細長い形状の制限をうけ，視野が狭いという問題がある。とくに内視鏡外科治療において，視野を確保するため，硬性鏡を動かすという

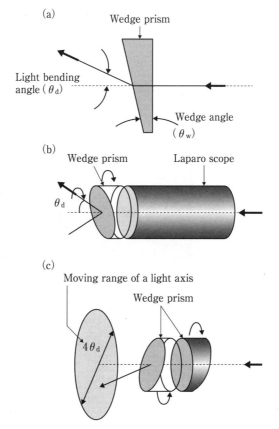

図 11.11 Viewing angle shift mechanism using a pair of wedge prism

11.1 内視鏡治療

操作がなされているが，臓器との接触により傷付けてしまう可能性がある。そこで，ウェッジプリズムを2枚用いることで，内視鏡本体を動かすことなく視野を変更することが可能な内視鏡の開発がなされている[13]。図11.11にウェッジプリズムによる視野変更原理を示す。

(5) 2視野同時観察内視鏡

前述のとおり，内視鏡の視野は狭く，死角が多い。そこで偏光を利用し，正面方向と側面方向の画像を同時に取得可能な内視鏡の開発が行われている[14]。この内視鏡により，内視鏡周囲の状況を確認しつつ正面の観察が可能となる（図11.12）。

(6) レーザ内視鏡

内視鏡により血管を観察しながらレーザで焼灼するという手技が胎児期疾患である双胎間輸血症候群の治療において行われている。双胎間輸血症候群は一卵性双生児において，胎盤上の血管の吻合に起因して循環血液量に不均衡が生じ，両児ともに障碍を引き起こす疾患で，胎盤上の吻合血管をレーザで焼灼し血流を止めるといった治療が行われる。この治療用デバ

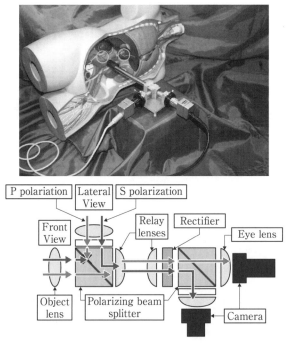

図11.12 Endoscope for simultaneous observation of two field-of-views

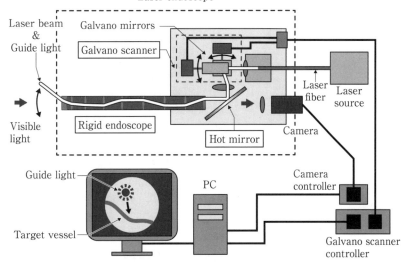

図 11.13 Concept of endoscope with 2 DOFs steering of coaxial Nd：YAG laser beam

イスとして，レーザの光路と内視鏡の光路を同軸上に配置したレーザ内視鏡[15]が開発されている（図 11.13）。

(7) 三次元内視鏡

　内視鏡画像は二次元のため，奥行き把握がむずかしいといった問題があることから，2視点からの画像を同時に取得可能な2眼内視鏡から得られた画像を用いて両眼立体視により三次元表示を行う三次元内視鏡が市販化されている[16]。両眼立体視においては，同じ画像を2枚ずらして配置しただけでも立体的に観察可能であることが知られている。

11.2　コンピュータ外科

　従来の外科治療は，外科医自身の目と手による処置を基本に発展してきた。しかし，外科処置の基本が人間の手である以上，その処置にも限界がある。この限界を打破するには，外科医が夢みる新しい治療環境を実現する必要がある。この治療環境には，人間の能力を超える外科医用の新しい目と手が不可欠である。新しい目としてはさまざまな医用画像が重要とされてきた。新しい手としては手術支援ロボットが大きな役割を果たす。ここではその医用画像がなければ手術支援ロボットを有効に駆使することは困難である。その新しい治療環境の実現にはコンピュータ技術を駆使する

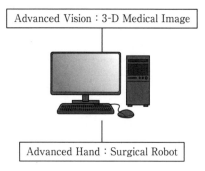

図 11.14 Computer Aided Surgery

ため，この外科分野をコンピュータ外科（Computer Aided Surgery：CAS）とよんでいる（図 11.14）[17]。

11.2.1　医用三次元画像の再構成

　医用三次元画像（3-D medical image）を表示するには，X 線 CT，MRI，三次元超音波装置などから三次元情報を取得する。取得した画像情報に対して，まず肝臓，脳，心臓，血管といった臓器の輪郭を抽出してほかの組織と区別するように区分けするセグメンテーション（Segmentation），次に，各臓器内の組織を機能や病変などの同一のものに対してほかの領域と区別するクラシフィケーション（Classification）を行う。

　これにより得られた情報を三次元に再構築するが，その方法には，下記の3種類がある。

(1) ボクセル モデル（Voxel model）
　セグメンテーションやクラシフィケーションで区分けしたものを，小さなブロックとして積み上げて三次元像にする。

(2) ワイヤフレーム モデル（Wireframe model）
　セグメンテーションやクラシフィケーションで区分けしたものの表面を線でつなぎ，表面の線画として三次元画像にする。

(3) サーフェース モデル（ポリゴンモデル）(Surface model/Polygon model)
　上記ワイヤフレームモデルに対して面を貼って作成して三次元像とする。現在最も用いられている三次元再構成法である。

11.2.2 三次元医用画像表示

画像の三次元表示は，体内のさまざまなサイズにおける術野の奥行き感を正確にもたせて術者にわかりやすく表示するのに重要な技術で，21世紀の外科治療には不可欠である。この三次元画像表示には大きく分けて，下記の3種類がある。

(1) 疑似三次元表示（Pseudo 3-dimensional display）

基本的に二次元画像の表示で，陰をつけたりモデルを回転させたりすることで三次元的情報を観察者に与える。

(2) 両眼立体視（Binocular stereoscope）

左右の目に視差（Parallax）を与える2枚の二次元画面をみせて立体感を与える。液晶シャッター方式，レンチキュラーレンズ方式，スリット方式などがあり，画像処理が容易だが，画像の長時間観察は眼性疲労を生じる。なお，両眼の視力差が大きいひとや斜視のひとは，両眼立体視では三次元を感じることはできない。

(3) 実三次元画像表示（Real 3-dimensional display）

実際の三次元空間に三次元画像を投影する。本表示方法としては，Holography, I.P（Integral Photography），I.P技術に基づく三次元フルカラー動画像のIntegral Videographyなどがある。三次元実空間に投影される三次元画像を観察するため，観察形態がきわめて生理的で，絶対的三次元位置の把握や長時間の観察に最も適している。したがって，日常生活で空間認識ができるひとであれば，だれでも三次元感覚を得ることが可能である。

医療における応用，とくに術中や術前に利用する三次元表示の最も適している手法を考えた場合，表11.1のような条件が挙げられる。

三次元画像表示方式には，奥行き感をつくり出す原理により，両眼視差や運動視差などの三次元視覚要素を擬似的につくり出す方法（HMD，時分割立体テレビ方式，パララックスバリア方式など）と実際に三次元画像を表示する方法（奥行き標本化方式，動画ホログラフィ）に大別される。とくに両眼立体表示は，あらかじめ設定した視差の分だけずらした画像を左右眼に提示することで両眼視差を知覚させている。そのため同時多人数での観察では視点の移動にともなう運動視差をつくることができず，奥行

表 11.1 Requirements for a medical imaging 3-D display

Binocular stereoscopic vision display	Real 3-D display (in a narrow sense)	
×	○	1. Geometrical accuracy in the vicinity of projected objects
△	○	2. Avoidance of the need for extra devices (e.g. HMD)
△	○	3. Visibility of motion parallax over a wide area
△	○	4. Simultaneous observation by many people
×	○	5. Freedom from visual fatigue
○	△	6. Discrimination through a colour image display
○	△	7. Possibility of displaying a moving image
○	×	8. Simplicity of the system for use in medical applications

き方向の位置関係が不自然になる．また，眼球間隔の個人差により奥行き感が変化して距離感が不正確になることに加え，HDM などの眼鏡式でないと大きな飛び出し表示ができないという欠点を有する．もし眼鏡方式で飛び出し距離を大きくする場合，輻輳角（Angle of convergence）調整と焦点（Focus）調整が非生理的になるため視覚疲労を生じる．そのため，ほぼ 10 年ごとに両眼立体視による三次元画像表示の流行が生じている．なお，両眼立体視による長時間観察は眼性疲労をともなうのみならず，TV ゲームなどの不特定多数のひと，とくに子どもが長時間みるような表示装置としては，健康上きわめて不適切である．

11.2.3 インテグラルフォトグラフィ

インテグラルフォトグラフィ（Integral Photography，以下 I.P）[18] は，1908 年にフランスの M. G. Lippmann によって考案された方法で，昆虫の複眼のような二次元レンズアレイ（蝿の目レンズ：Fly's eye lens）を用いて物体を三次元画像として記録する立体写真の技術である（図 11.15）．研究開発当初は写真技術で行っていたため，再生時に像の凹凸が記録時と反転してしまう「偽の像（Pseudoscopic Image）」という I.P に特有の問題があるため長いこと忘れられていたが，近年この問題をコンピュータ技術により解決した．本法は，微小凸レンズ二次元アレイと超多画素・超高解像度ディスプレイを組み合わせることで，三次元空間に三次元像を正確に投影できるため，実物の観察と同じで両眼立体視の有する生理的問題点を有しない．

I.P 画像の応用として，現実空間と仮想空間を重ね合わせる技術である拡張現実感（Augmented reality）の画像誘導手術への応用が挙げられて

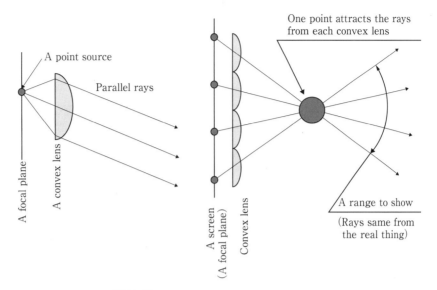

図 11.15 A principle of Integral Photography

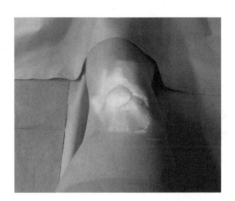

図 11.16 The I.P image on the knee

いる．これは術前または術中画像から構成した三次元画像による手術シミュレーションを術野に重ね合わせ，術者が術野から目を離さずに直感的に三次元画像を把握できるようになる[19]．

本方式によるナビゲーションシステムは，手術室内において清潔野である患者上部の空間に配置して運用されることを想定している．また，支援対象となる術式として，低侵襲手術である切開範囲が微小なもの，とくに内視鏡や顕微鏡などの光学機器の介在しない，もしくは介在する以前の切開における，術者の患者体内構造把握支援を考えている[24,25]．具体的なものとして，切開範囲が小さく，かつ手術対象にいたるまで，機能野や血管などの回避すべき対象が多い脳神経外科手術や，患者と機器との位置関係が保ちやすい整形外科手術における支援が挙げられる（図 11.16）[20,21]．

11.2.4　外科医の新しい手

(1) 手術支援ロボットの種類

　医療分野のロボットとしては，医学や歯学分野における医療行為全般，それに付随する検査関係，院内作業関係，看護や介護などの行為，医学的研究，および医学教育用のものなどがある。その中でも外科医の新しい手の代表である手術支援ロボット（Surgical robot）には，大きく分けて下記の2種類がある。

　①患部にアプローチするためのナビゲーション用
　　従来よりもはるかに小さな切開で患部に到達したり，外科医自身の手では直接到達できない患部にも安全確実に到達する機能が要求される。
　②患部において治療作業を行う処置用
　　切開，切除，剥離，郭清，結紮，縫合，吻合などの処置を外科医の思いどおりに遂行する機能が要求される。

(2) 医療ロボットの特徴と安全設計

　工業用ロボットの安全性が，ヒトとロボットの作業領域を分けることで実現されているのに対して，直接治療にかかわる手術支援ロボットは，下記の4点において工業用ロボットとは異なる。そのため，この分野への工業用ロボットの安易な応用はきわめて危険である。

　①直接患者に接触する
　②作業内容が一律でなくつねに変化する
　③動作の試行錯誤ができない
　④ロボットの専門家でないヒトが使用する

　なお，この種のロボットが問題を起こしたとき，問題を大きくしないよう術者が容易に対処できることが重要である。その方法としては下記の4種類が考えられる。

　①問題が生じた位置で停止
　②原点や事前に指定した位置に自動的に移動
　③事前プログラムによる自動的な応急処置のあと，安全な位置に自動あるいは手動で移動
　④手動のみで適切な位置に移動

　これらの実現のためには，この分野への工業用ロボットの安易な応用はきわめて危険であり，誤動作などに対する安全対策は，ロボットの機械的

機構と制御プログラムの両面から行う必要がある。

(3) 手術支援ロボットの設計思想

いま，この世の中に電気洗濯機が存在せず，すべて人手で行っていると仮定する。すなわち，洗濯とは「ヒトが手で洗濯桶の中で洗剤を使用して手揉みで洗い，その後水洗いで洗剤を落としてしぼる行為」ということになる。そのような知識しかない状態で，洗濯ロボットを開発するとどうなるであろうか。おそらく，2本の腕の協調動作でヒトの洗濯動作をまねるものをつくると思われる（図11.17）。しかし，洗濯の目的が衣服に付いた汚れを落とすことを考えれば，人まねをする必要はない。そして，機械で行うのであればそれに適した設計となり，いま世の中にある電気洗濯機となる。

これと同じことが手術支援ロボットにもいえる。とくに，今日まで進歩してきた外科の手術手技は，人間の高度な身体機能に基づいて開発されてきたものであり，機械で行うのに困難な処置動作が多い。さらに，外科医の処置動作をまねても，外科医の処置よりもよい結果を得るのがきわめて困難である。そのため，手術支援ロボットは，外科医のように鋏やメスをもって医師の手術行為をまねるのではなく，下記の点を考慮して設計されなければならない。

①目的とする処置を明確にし，その遂行に必要な機能を実現可能な機構で設計すること
②機械的治療（操作）に適した機構であること
③現在の処置よりもよい治療成績が得られること
④外科医の従来の経験と知識が十二分に生かせること

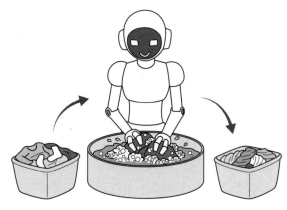

図11.17 Washing robot?

さらに，医療スタッフが患者のために安心して使用できる手術支援ロボットを開発するには，下記の条件を満たす必要がある．

1. 必要条件 （基本条件）	①要求される外科的処置が実行可能
2. 安全条件 （臨床使用上の条件）	②患者と医療スタッフに対する安全性 ③外科医の処置作業を邪魔しない
3. 医学的条件 （手術用機器の一般的条件）	④洗浄・消毒・滅菌が容易 ⑤準備やかたづけが容易
4. 設計条件 （取り扱い上の条件）	⑥機構が単純 ⑦小型・軽量 ⑧少ない電線コードやチューブ類
5. 普及条件	⑨安価

これらの条件を満たすロボットを開発するのは至難の業であるが，今世紀の医療の発展には重要である．

11.2.5　手術支援ロボット研究の現況

これまで，手術支援ロボットに関する多くの研究が行われている．手術支援ロボットとして，実用に耐えうる市販品には，関節置換支援ロボット"ROBODOC"，心臓の冠動脈狭窄手術や血管縫合などを行うワイヤ駆動型マスタースレーブ方式のロボット"da Vinci"，および内視鏡操作ロボット（Naviot）がある．まえの2つは米国で開発された処置用ロボットで，後ろのNaviotは日本で開発されたナビゲーションロボットである．

(1) ROBODOC

ROBODOC[22]は，開発当時IBMの研究所にいたRussel Talyer博士（現在Jon Hopkins大学教授）らが開発したものである．本ロボットは，整形外科領域に特化したもので，人工関節による膝関節置換や，股関節置換を行うときに用いるものである．とくに人工股関節（Total hip prosthesis）を大腿骨に埋め込むさいに，ロボット技術で大腿骨内部を機械加工するため，かなりよい精度で骨に人工関節を埋め込むことが可能となっている[19]．従来，医師が手でノミを用いて加工していたのに対して，ガタがなく埋め込めるため早くから歩行が可能で，大腿骨頭部の脱臼も起こし

にくくなった。その反面，大腿部を機械加工するため，加工部を大きく切開し，術部を大きく露出するという欠点もある。我が国では，大阪大学整形外科のグループがこのロボットを導入し，その有用性について検討を行っている（図11.18）。

(2) da Vinci

da Vinciは，一般外科のみならず，心臓外科や泌尿器科など幅広い診療科で使用されており，我が国でいち早く導入した九州大学医学部と慶應義塾大学医学部のグループにより，その有用性の評価を積極的に行い，現在では多くの医療機関で臨床使用されている[20]。また，その経験を生かして，"da Vinci"などによる手術ロボットのトレーニングセンターとしての機能も担っている。現在では，消化器外科，泌尿器科，心臓外科などの多くの分野に使用されている（図11.19）。

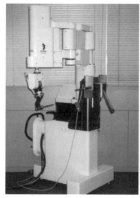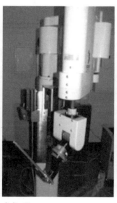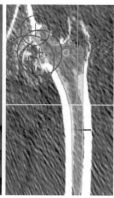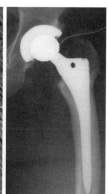

(a) ROBODOC Machine　(b) Cutter　(c) Pre-operative plan　(d) Post-operative the X-ray

図11.18 ROBODOC

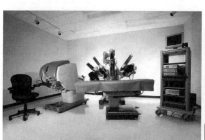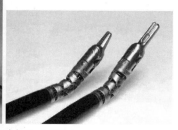

(a) From left to right：Surgeon console, Surgical cart, Vision cart.　(b) EndoWrist

図11.19 da Vinci system（provided by Dr. Makoto Hashizume, Kyushu University）

本ロボットは，術者コンソール（Surgeon console），画像カート（Vision cart），および術具カート（Surgical cart）によって構成される。術者は，術者コンソールに頭部を入れて両眼立体視の画像をみながらマスターを操作する。スレーブ側は術具カートにセットされた交換可能な棒状の鉗子で，鉗子先端に処置具があり，棒の反対側に処置具を駆動する伝達機構が組み込まれている。棒状の鉗子の処置具としてはハサミ，鉗子，電気メスなどがあり，その先端はひとの手と同様に動かすことが出き，術者の負担を軽くしている。手のように動く鉗子機構自体は，むかしからある放射性物質を取り扱うマニピュレータと同様なものである。

(3) 腹腔鏡操作ナビゲータ Naviot

Naviotは，腹腔鏡操作ロボット（Laparoscope operation robot）で，我が国ではじめて手術支援ロボットとして厚生労働省から製造認可が下りたものである。ほかのロボットと比較して安全性，洗浄，滅菌および操作性などが十分に考慮されている。この腹視鏡ロボットの特徴は，5節リンク機構，腹壁を貫通するトロッカを腹壁部で保持するボールジョイント部，駆動部，および操作部により構成されている（図11.20）[24]。この方式の採用により，本ロボットは医療用ロボットの重要な条件のほとんどを満たしている。多くの外科医が高い評価を下していたが，製造会社の方針で製造販売が中止になった。

(4) 脊椎手術用ナビゲータ（VECTLASER）

本ナビゲータの使用により，術野の三次元空間にある椎体や術具の位置・姿勢を直接視覚化することが可能となり，格段に手術の安全性を向上

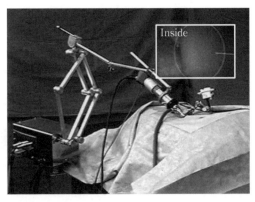

図11.20 Naviot

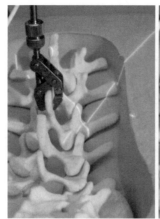 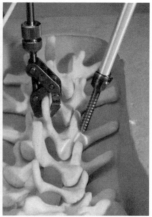

(a) Planned entry point　　(b) Planned inserting direction

図 11.21　VECTLASER

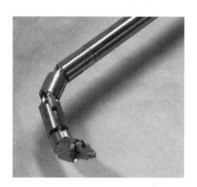

図 11.22　Polyarticular flexural forceps

させることが可能となった（図 11.21）。すでに臨床使用され，その高い有用性が確認されていたが，製造企業の方針により，市販直前で中止となった。しかし，最近本機構を採用した手術支援システムが開発されている。

(5) 多関節リンク機構マニピュレータ

　低侵襲な腹腔鏡下外科手術（Laparoscopic surgery）の実現には，先端が自由自在に屈曲できる多関節リンク機構マニピュレータ鉗子（Multi joint's flexural forceps）の開発が必要である。その実現のために，マニピュレータ先端部において上下左右それぞれ ±90°の屈曲画可能で，かつ先端部において，把持や電気凝固鉗子機構を有するものが，動物実験段階ではあるが開発されている（図 11.22）[25]。本マニピュレータは，駆動をワイヤではなくリンク機構で行っているため，ワイヤ駆動方式よりもはる

かに力のいる操作には適している．現在，直径は 11.5 mm であるが，さらに細径化が進められている．なお，ワイヤ駆動ではすでに外径 2.6 mm のものが開発されている．

(6) 柔剛可変ガイド管システム

現在の内視鏡下手術では，使用する鉗子などはすべて直線的な棒状である．そのため処置を行う術者にとって，きわめて操作しにくく多くの制限があった．軟性内視鏡のように処置具も軟性で体内患部に重要臓器などを避けながら術野に達することができれば，さまざまな制限が取れて複雑な処置も可能となる．その反面，処置具を交換するたびに体内臓器を傷付ける可能性を生じ，それにともなって感染の危険性も高まる．これらの問題を解決するために，術野まで重要臓器を避けながら種々の軟性術具を導入

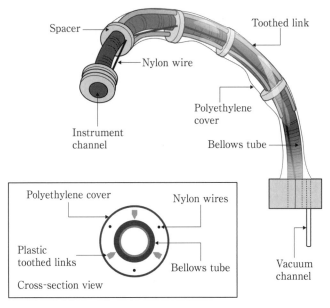

(a) Mechanism

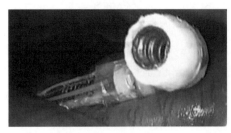

(b) *In vivo* experiment

図 11.23 Rigid-Flexible shaft

可能とする柔剛可変ガイド管（Rigid-flexible shaft）が研究開発されている（図11.23）[26]。ガイド管を最初に術野まで柔軟な状態で設置し、設置後は術具の交換においてガイド管が変形して重要臓器を圧迫などの負担をかけないように固い状態にするものである。これにより術具の交換が容易かつ確実に行えるのみならず、重要臓器の損傷も防ぐことが可能となる。さらに、近年はじまった身体の自然孔から挿入して手術する"NOTES（Natural Orifice Transluminal Endoscopic Surgery：自然開口部越経管腔的内視鏡手術）"にも、大いに威力を発揮するものと思われる。

(7) 軟性手術ロボット

柔剛可変ガイド管システムを使用して遠隔で処置するシステムが軟性手術ロボットである。前記のガイド管に軟性手術器具を通してガイド管先端で処置を行うものである。まだ研究段階であるが、東京電機大学のグループや慶應義塾大学医学部のグループが開発を行っている。東京電機大学のグループは、ガイド管の内部に内視鏡カメラ用1本、処置具用3本を通す

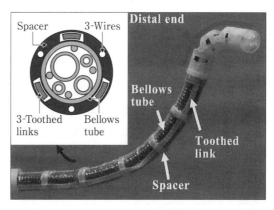

図11.24 A cross section of Rigid-Flexible shaft

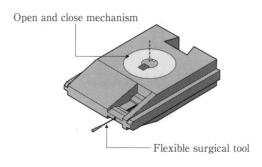
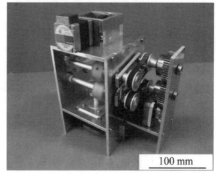

図11.25 The structure of a flexible tool storing cassette

ための小ガイド管が設置したタイプを開発中である（図11.24）。また，ガイド管に通す軟性手術器具をカセットタイプにすることで，術具の交換が容易なシステムとしている（図11.25）[27]。

11.3 インターベンション

11.3.1 インターベンションとは

インターベンション（Intervention）とは，血管内や尿道などにカテーテルとよばれる直径数mmのチューブを挿入し，さまざまな治療を行う治療法の総称である。開胸や開腹など，身体を大きく切開する外科治療とは異なり，カテーテル挿入のための切開が小さくすむため，患者への負担が少ない治療法という長所がある。また患者のQOLや生命維持の観点から，切開することがむずかしい脳組織や心臓といった臓器の内部などにも，細径のカテーテルであればアプローチが可能であるため，これまで治療が困難だった疾病に対する治療が可能となった。

バルーンカテーテルとステントによる血管狭窄の治療や，アブレーション（焼灼）機能を搭載したカテーテルを用いた心筋組織のアブレーションによる不整脈治療，また血管以外でも尿道や尿管へのステント留置などの治療，さらにはカテーテルに造影剤投与機能を搭載することで微細血管を造影したりするなど，医療応用範囲は多岐にわたる。

一方，カテーテル本体は血管内や体内にあることから，直接カテーテル先端をみながら操作をすることはできない。そのため，インターベンション治療には高い技量が求められる。直接の可視化は不可能なため，術者はX線CTによってカテーテルと血管などを同時に造影しながら挿入，抜去，回転などの操作を行うことが多い。また近年では，術者が直接カテーテルを操作するのではなく，磁気誘導やワイヤ駆動などの機構を利用したマスタースレーブ方式によりカテーテル先端位置を制御することで，より安全で確実な操作を実現する医療機器も登場している。

11.3.2 冠動脈インターベンションの方法とデバイス

心臓の冠動脈が閉塞または狭窄することで起きる狭心症や心筋梗塞などの虚血性心疾患に対して行われる治療法の1つが心臓カテーテルを用いた冠動脈インターベンション（Percutaneous Coronary Intervention：PCI）である。経皮的冠動脈形成術（Percutaneous transluminal coronary intervention）ともよばれる．

　冠動脈へのアプローチをする場合，カテーテルの挿入箇所の候補として大腿動脈，上腕動脈，橈骨動脈の3か所があり，それぞれのアプローチ方法は経大腿動脈冠動脈インターベンション（Trans Femoral coronary Intervention：TFI），経上腕動脈冠動脈インターベンション（Trans Brachial coronary Intervention：TBI），経橈骨動脈冠動脈インターベンション（Trans Radial coronary Intervention：TRI）と3つに分類される．それぞれに特徴があり，TFI は穿刺が容易で大口径のカテーテルが使用可能という長所があるが，出血性合併症が起きると重症化するといった点や止血のための安静時間が長いという短所がある．TBI は TFI に比べ安静時間が短いが，正中神経障碍を起こす可能性がある．TRI は苦痛が少なく出血性合併症が少ないという長所がある一方，透析患者など不適合症例がある点や使用カテーテルサイズが制限されるなどの短所がある．

　カテーテルを挿入後，心臓の冠動脈までカテーテルを誘導し，ターゲットとなる狭窄部位や閉塞部位でカテーテルに搭載されたバルーンをふくらませることで，血管をふたたび広げて血流を再開させる．具体的には，まずシースイントロデューサとよばれる管を動脈に留置し，ついで冠動脈内にバルーンやステントといったデバイスを運ぶためのガイドワイヤを，一旦まず病変部を通過させたうえで，各種デバイスをガイドワイヤに沿わせて病変部まで移動させる（図11.26）．

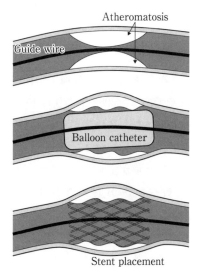

図 11.26　Protocol of percutaneous coronary intervention

(1) ステント留置・薬剤溶出ステント

バルーンで血管を強制的に拡張させるため，血管が裂けるなどの事象が発生しうる。その場合，狭窄部位が完全に閉塞してしまう急性冠閉塞につながる可能性がある。この問題を解決するために開発されたのがステントとよばれる金属製の網目状の筒である。バルーンで拡張した狭窄部位にステントを留置することでステントが脈管の開存を支持し，再狭窄や再梗塞を防ぐ機能がある。冠動脈ステントはおもに3つに分類される。

- ベアメタルステント（Bare Metal Stent：BMS）：薬剤が塗布されていない金属だけのステント。
- 薬剤溶出ステント（Drug-Eluting Stent：DES）：ステントが使用されるようになり，狭窄の開存が可能となったが，今度は慢性期の再狭窄という課題が明らかとなった。そこで開発されたのが薬剤溶出ステントである。血栓防止のための薬剤がステントに塗布されており，時間をかけて薬剤が溶出することで再狭窄を予防する働きをもつ。
- カバードステント…ステントにカバーが付いており，ステントを設置した血管部位以外の動脈瘤領域を完全に血栓化させる働きをもつ。動脈瘤が大きく従来のステントでは根治がむずかしい場合に用いられる。

11.3.3 その他のインターベンション

冠動脈インターベンション（PCI）以外のインターベンションとしては，以下のものが挙げられる。

- 腎動脈インターベンション

動脈硬化性腎動脈狭窄症（Atherosclerotic Renal Artery Tenosis：ARAS）は腎動脈狭窄にともなう腎灌流の低下によって，急性肺水腫，心不全，狭心症，治療抵抗性高血圧や腎機能障碍などのさまざまな病態につながる疾患である。2009年より日本ではこの腎動脈の狭窄に対して，血管拡張を目的としたステント治療が可能となった。

- カテーテルアブレーション

従来は薬物治療が主流だった心臓不整脈に対し，高周波電流カテーテルを用いた焼灼治療が1990年代より普及してきた。さらに1998年にHaissaguerreらが急性期の発作性心房細動のトリガーとなる興奮の起源が肺静脈に多く存在することを報告して[28]以降，肺静脈の電気的隔離術を中心とした不整脈のアブレーション治療が大きく進歩し，これに合わせて機器の発展や新しい術式の開発が現在進行形で進んでいる。ここではさ

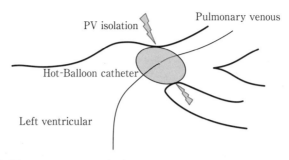

図 11.27 Pulmonary vein (PV) isolation using the hot-balloon catheter

まざまに開発されているアブレーション用カテーテルを紹介する。

イリゲーションカテーテル　頻脈の原因となる心筋を焼くさいに，カテーテルの先端から生理食塩水を灌流しながら通電し，標的病変を冷却しながら焼灼することで，過度な温度上昇を防止し血栓形成リスクを低減させる働きをもつカテーテル。

ホットバルーンカテーテル　肺静脈（Pulmonary venous）をふさぐようにバルーンを拡張させ，高周波電流を用いてバルーン内充填液を加熱する。それによってバルーン全体が温まり，バルーンと接触する組織が熱伝導によって焼灼される。あらかじめ標的部位の壁厚を計測し温度と通電時間を設定すれば，標的組織を越えた焼灼深度とはならず，血栓形成や隣接臓器への障碍を抑制できるという特長をもつ。また，従来はカテーテル先端によって一点一点焼灼してそれを環状につなげて肺静脈を隔離（PV isolation）していたが，バルーンカテーテルは組織に密着させることで均一かつ一括の環状焼灼が可能であり，短時間で確実なアブレーションが可能となった（図 11.27）。

クライオバルーンカテーテル　方式は前述のバルーンカテーテルと同様だが，こちらはバルーンに液体窒素を用いて $-60〜-45$℃に冷却し，環状の冷凍凝固壊死を作製するカテーテル。

11.3.4　最近の PCI の動向

(1) 薬剤溶出ステントの変遷

留置されたステントによって血管に炎症が生じ，サイトカインが中膜の血管平滑筋細胞を活性化させ，新生内膜増殖を起こす。これを制御する薬剤を塗布したものが薬剤溶出ステント（Drug-Eluting Stent：DES）である。従来のベアメタルステント（BMS）に比べ，さまざまな試験において第一世代の DES であるパクリタキセル溶出ステント（Paclitaxel Eluting Stent：PES）やシロリムス溶出ステント（Sirolimus Eluting Stent：SES）は再狭窄の問題を解決し，臨床的に良好な成績を収め，その優位性が明らかとなった。我が国ではこれまでに PES が 27 万本，SES は 80 万本臨床的に使用された。

2006 年にヨーロッパ心臓病学会で提起された，第一世代 DES における遅発性ステント血栓症の問題により，DES の安全性が懸念されるようになった。この問題を解決するための新薬の開発，また薬剤の溶出タイミングやスピードにも改良がなされたことで，現在は第二世代 DES とよばれる薬剤溶出ステントが登場している。さまざまな大規模臨床試験により，第二世代 DES は第一世代に比べステント血栓症発生率が抑制されることが確認されている。第二世代 DES の中でも cobalt clonium 合金でつくられたエベロリムス溶出ステント（Everolimus Eluting Stent：EES）は臨床成績が非常に高く，世界でも日本でも最もシェアが高い。

第二世代 DES の登場によりステント血栓症のリスクが抑制されているが，長期にわたる経過観察はこれからであり，注目していく必要がある。

(2) PTCRA

病変部が石灰化しバルーンやステントが通過できない病変や，もしくはバルーンによって拡張できない高度石灰化病変のような病変に対し，物理的に病変部を破砕するデバイスとして登場したのが経皮的高速回転式冠動脈粥腫切除術（Percutaneous Transluminal Coronary Rotational Ablation：PTCRA）である。人工ダイヤモンドの粉末でコーティングされた楕円球状の金属チップを 15～20 万回転/分で高速に回転させて粥腫を破砕する。病変部は柔軟性がないため削られるが，正常血管部は弾力性があるため削られにくいとされている。回転が高速度なため熱が発生することから，施行中は生理食塩水などをカテーテルに持続注入する必要がある。

(3) IVUS

先端に超音波探触子（トランスデューサ）の付いたカテーテルを冠動脈内に挿入し，血管内の組織構造を観察する診断装置が血管内超音波法（Intravascular Ultrasound：IVUS）である。

冠動脈造影とは異なり，血管系を正確に計測できることが可能であり，また動脈硬化粥腫の正常の診断が可能といった特長がある。

PCI における IVUS を使う利点は，病変部の箇所の確認や，ガイドワイヤが通過しているかどうか，また留置したステントの密着不良や合併症発

症などを直接確認することができる点など多岐にわたる。

参考文献

1) 日本生体医工学会 ME 技術教育委員会（監修）：ME の基礎知識と安全管理．改訂第 6 版，南江堂，2014．
2) 電子情報技術産業協会（編）：新 ME 機器ハンドブック．コロナ社，2008．
3) 小野哲章，峰島三千男，ほか（編）：臨床工学技士標準テキスト．第 3 版，金原出版，2016．
4) 第 1 種 ME 技術実力検定試験テキスト編集委員会（編）：第 1 種 ME 技術実力検定試験テキスト．2014．
5) ユージン・ヘクト：ヘクト光学Ⅰ―基礎と幾何光学―．丸善出版，pp. 291-303，2002．
6) オリンパス株式会社：http://www.olympus.co.jp/jp/medical/gastroenterology/scope/
7) 新興光器株式会社：http://www.shinko-koki.jp/shifog_03_01.html
8) コヴィディエン株式会社 http://www.covidien.co.jp/medical/products-category/cate10-1-1
9) オリンパス株式会社：http://www.olympus.co.jp/jp/medical/general_surgery/system/
10) Hashimoto D：Advanced Technique in Gasless Laparoscopic Surgery. World Scientific Publishing Co. Pte. Ltd, 1995.
11) 針谷真人，佐藤貴伸，ほか：超高感度 HEED-HARP カメラの特長と，それを生かしたアプリケーション，PIONEER R&D, Vol. 20, No. 1, pp. 8-15, 2011.
12) カイロス株式会社：http://kairos-8k.co.jp/
13) Hashimoto T, Kobayashi E, et al.：Development of Wide-Angle-View Laparoscope Using Wedge Prisms. Journal of Robotics and Mechatronics, Vol. 16, No. 2, pp. 129-137, 2014.
14) 鶴山智也，山下紘正，ほか：偏光分離による 2 視野同時観察内視鏡．J. JSCAS, Vol. 12, No. 3, pp. 228-229, 2010.
15) Yamanaka N, Yamashita H, et al.：An Endoscope With 2 DOFs Steering of Coaxial Nd：YAG Laser Beam for Fetal Surgery. IEEE/ASME Transactions on Mechatronics, Vol. 15, No. 6, pp. 898-905, 2010.
16) 新興光器：http://www.shinko-koki.jp/shi3d_02_01.html
17) Dohi T, Ohta Y, et al.：Computer Aided Surgery System (CAS)-Development of Surgical Simulation and Planning System with Three Dimensional Graphic Reconstruction. 1st Conference on Visualization in Biomedical Computing, IEEE, pp. 458-462, 1990.
18) Lippmann MG：Épreuves réversibles donnant la sensation du relief. J de Phys, Vol. 7, No. 4, pp. 821-825, 1908.
19) 廖洪恩，中島勧，ほか：Integral Videography を用いた手術支援リアルタイム三次元ナビゲーションシステムの開発．コンピュータ外科学会誌，Vol. 2, No. 4, pp. 245-252, 2001.
20) 廖洪恩，猪股崇，ほか：Open MRI 誘導下脳神経外科手術のための Integral Videography によるイメージオーバーレイナビゲーション．生体医工学，Vol. 43, No. 4, pp. 568-577, 2005.

21) Langlotz F : State-of-the-art in orthopaedic surgical navigation with a focus on medical image modalities. J Visual Comput Animat, Vol. 13, No. 1, pp. 77-83, 2002.
22) Taylor RH, Joskowicz L, et al. : Computer-integrated revision total hip replacement surgery : concept and preliminary results. Med Image Anal, Vol. 3, No. 3, pp. 301-319, 1999.
23) Hashizume M, Shimada M, et al. : Early experiences of endoscopic procedures in general surgery assisted by a computer-enhanced surgical system. Surg Endosc, Vol. 16, No. 8, pp. 1187-1191, 2002.
24) Kobayashi E, Masamune K, et al. : A new safe laparoscopic manipulator system with a five-bar linkage mechanism and an optical zoom. Comput Aided Surg, Vol. 4, No. 4, pp. 182-192, 1999.
25) 山下紘正，金大永，ほか：多節スライダ・リンク機構を用いた腹部外科手術用鉗子マニピュレータの開発．日本コンピュータ外科学会誌，Vol. 5, No. 4, pp. 421-427, 2004.
26) 左思洋，正宗賢，ほか：低侵襲体内深部手術用非金属性柔剛可変ガイド管の開発および *in vivo* による臨床有用性評価．日本コンピュータ外科学会誌，Vol. 14, No. 1, pp. 15-25, 2012.
27) Ohigashi S, Kuwana K, et al. : Evaluation of tool replacement performance of an operating device for cassette type flexible surgical tools. The 14th Asian Conference on Computer Aided Surgery (ACCAS 2018), 2018.
28) Haïssaguerre M, Jaïs P, et al. : Spontaneous initiation of atrial fibrillation by ectopic beats originating in the pulmonary veins. N Engl J Med, Vol. 339, No. 10, pp. 659-666, 1998.

第12章　医用材料

12.1　人工材料

　生体材料（Biomaterials）には，三大材料として金属材料，セラミックス，高分子材料に加え，動物の組織から得られる生体由来材料も含まれる（図12.1）。金属材料は，純金属や合金で，金属結合を有する多結晶体であるのに対し，セラミックスは，共有結合性またはイオン結合性を有する結晶体，あるいは非結晶体である。また，高分子材料は，共有結合，水素

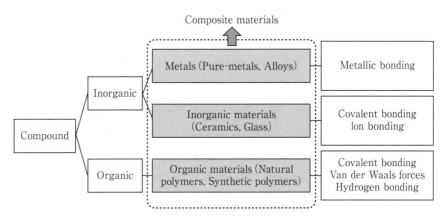

図 12.1　Biomaterials

表 12.1　Comparison of biomaterials

Properties	Metals	Ceramics	Polymers
Strength	++	+	-
Plasticity	++	-	++
Hardness	+	++	·
Toughness	++	-	+
Wear resistance	+	++	-
Lightness	-	·	++
Heat-resistant	+	++	-
Chemical stability	·	++	·
Aesthetics	-	++	++

++ excellent, + good, · moderate, -poor

結合，ファンデルワールス力からなる合成高分子や天然高分子である。これら材料にはそれぞれ長所と短所があり，使用用途に応じて，適宜，使い分けられている（表12.1）。

12.1.1 金属材料

　金属材料は，強度，破壊靭性にとくにすぐれており，力学的信頼性の観点から，多くの体内埋入型デバイス（インプラント）に用いられている。医療用デバイスとして開発や適用されているおもなものとして，貴金属あるいは貴金属合金では，PtおよびPt基合金（電極，血管塞栓用ワイヤ，ほか），AuおよびAu基合金（歯科充填材，義歯床，矯正用ワイヤ，カテーテル，ほか），Ag基合金（歯科充填材，義歯床，ほか）が使用されている。また，非貴金属合金では，オーステナイト系ステンレス鋼（脊椎固定器具，骨折固定材，ステント，ガイドワイヤ，脳動脈瘤クリップ，ほか），TiおよびTi基合金（脊椎固定器具，骨折固定材，矯正用ワイヤ，ほか）や，そのほかにもCo-Cr合金，Ni-Ti合金などがあり，整形外科，循環器外科・内科，耳鼻科，歯科，一般外科などで使用されている。これらは，安全性の面から高耐食性が求められており，不動態皮膜（表面酸化膜）により保たれている。図12.2は，医療用デバイスに用いられる金属材料の周期律表上の配置関係を示している。ステンレス鋼は，脊椎固定器具，脊椎スペーサー，骨折固定材など，骨や関節に一時的な適用を中心とした医療用デバイスであるのに対し，半永久的な使用の場合は，TiおよびTi基合金が用いられる。また，形状記憶合金として知られるNi-Tiは，歯科矯正用ワイヤや，ステント材，カテーテルに用いられている。

　ステンレス鋼は，耐食性向上をはかるために鉄にCrを添加した合金で，表面に形成されるCrが濃縮し結合水を含む数nmの不動態皮膜に

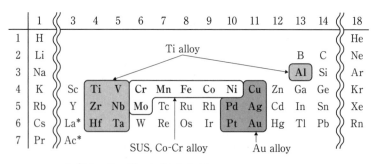

La*：Lanthanide，Ac*：Actinide

図12.2 Chemical elements corresponding to metals used in medical devices

よって覆われている。この不動態皮膜の形成によって，高い耐食性を有する。また，Niを添加することで結晶構造を変化させ，力学的特性を制御しており，フェライト系，マルテンサイト系，オーステナイト系に大別される。ステンレス鋼は比較的安価で，加工性にすぐれるため，インプラント材料のほかに，メス，ハサミ，鉗子などの外科関連機器の鋼製小物類にも用いられている。インプラント用として使用されるSUS316L（Fe-18Cr-14Ni-2.5Mo）は，NiとMoを添加し，不純物となる炭素含有量を低くしたステンレス鋼（SUS316Lの"L"は，低炭素含有量を示す）で，オーステナイト系ステンレス鋼が，塩化物環境下での耐食性や，強度と延性のバランスから限定的に使用されている。

TiおよびTi基合金は，耐食性にすぐれることから，体内で安定して，とくに生体骨組織との適合性にすぐれる。Tiそのものは酸素，炭素，窒素，鉄，水素といった不純物を含み，純チタンとは，Tiの純度が高いものを示す。生体内ではTiO_2を基本構成とした緻密で密着性の高い不動態皮膜で覆われており，骨の無機成分となるアパタイト形成能が高い。そのため，骨組織と直接接触して荷重伝達を行うことから，顎骨再建プレート，胸骨ワイヤー，歯科インプラント，歯科修復材料などに使用される。TiおよびTi基合金は，不純物含有量や，組成，熱処理によって力学的特性が大きく変化する。表12.2に，整形外科用インプラントとしての各種Ti基合金の力学的特性を示す。

α型Tiは，不純物元素の量と機械的性質によって，4種類に分類され

表12.2 Mechanical properties of titanium alloys for orthopedics implants

Alloy	Young's modulus [GPa]	0.2% offset yield strength [MPa]	Tensile strength [MPa]	Elongation [%]
α-type Ti alloys				
CP-Ti(Grade 1)	115	170	240	24
CP-Ti(Grade 2)	115	280	340	20
CP-Ti(Grade 3)	115	380	450	18
CP-Ti(Grade 4)	115	480	550	15
$\alpha+\beta$-type Ti alloys				
Ti-6Al-4V	110	860	930	10-15
Ti-6Al-7Nb	105	795	860	10
Ti-5Al-2.5Fe	110	820	900	6
Ti-3Al-2.5V	100	585	690	15
Other alloys				
SUS 316L	200	200-700	500-1350	10-40
Co alloys	240	500-1500	900-1800	10-50

ている。グレードが上がるにつれて，不純物濃度が高くなり，強度が増すと同時に延性は低下する。$\alpha+\beta$ 型 Ti 基合金は，ほかの Ti 基合金と比べて強度が高く，とくに，加工性，熱処理性，溶接性にすぐれた Ti-6Al-4V（90 mass％ Ti 6 mass％ Al 4 mass％ V）合金は，強度が必要な場合によく用いられる。ただし，V の細胞毒性の観点から，Ti-6Al-7Nb, Ti-5Al-2.5Fe, Ti-3Al-2.5V なども開発されている。β 型 Ti 基合金は高延性を特徴とし，低弾性率を示す。

12.1.2 セラミックス

セラミックス（Ceramics）は，非金属の無機個体材料であり，結晶性と非結晶性に大別される。構成元素は，金属元素と酸素の組み合わせが一般的であり，構成元素や結晶状態によって，特性を制御することが可能である。また，単体のほかに，コーティング材や複合材料のフィラー粒子として用いられる。歯冠用の陶材として古くから利用されているセラミックスは，人工歯根，人工骨，人工関節としても広く使われるようになり，その後，骨組織の修復を主体に発展してきた。現在，臨床応用されている人工骨セラミックスは，生化学的な観点から，生体内で化学的に安定して存在し，

- 骨組織や繊維組織に接触する生体不活性セラミックス（アルミナ，ジルコニア，カーボン）
- 骨と直接化学的に結合する生体活性セラミックス（水酸アパタイト，バイオガラス）
- 生体内で吸収され，逐次，新生骨に置き換わる生体吸収性セラミックス（リン酸三カルシウム，炭酸カルシウム）

の 3 つに分類される。セラミックスを用いた生体材料でよく知られているのが，人工骨や人工歯といった硬組織修復用材料であり，1960 年代末にアルミナ（Al_2O_3）製の生体材料が開発され，それ以降，各種セラミックスは大きく発展している。臨床に用いられている各種セラミックスを表 12.3 に示す。

臨床に用いられるアルミナは，機械的強度および硬度にすぐれた結晶構造を有する α 型で，ほかの多形のアルミナであっても，1200℃以上のアニール処理によって，α 型に変化する。さらに，耐腐食性にすぐれるとともに親水性を示す。人工関節の臼蓋（ライナー）と骨頭にアルミナを用いることで，ライナーと骨頭の表面は，平滑に保たれる（図 12.3）。臨床現場では，ポリエチレンライナー／アルミナ骨頭を組み合わせた人工股関節

表 12.3 Ceramics currently used in clinical practice

Purpose	Material
Bone filling material	hydroxyapatite, tricalcium phosphate, bioactive glass
Joint replacement	alumina, zirconia, hydroxyapatite
Alveolar bone repair	hydroxyapatite
Dental porcelain	ceramics (feldspar and quartz)
Ear implant	alumina, bioactive glass, hydroxyapatite
Percutaneous devices	hydroxyapatite, bioactive glass, pylorite carbon
Mechanical heart valves	pyrolytic carbon

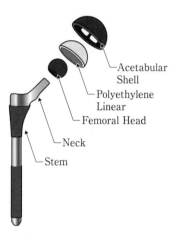

図 12.3 Titanium medical devices used in orthopedics (Total hip replacement prosthesis.)

が広く用いられている。ジルコニアもまた，アルミナ同様に，耐摩耗保護膜として，人工関節の摺動部に用いられる。ジルコニアはアルミナよりも柔軟性がすぐれる反面，強度が低いため，ジルコニア製の骨頭は，ポリエチレン製の臼蓋と組み合わせて用いられている。

骨の構成成分である水酸アパタイト（$Ca_{10}(PO_4)_6(OH)_2$）は，生体親和性を示す生体活性セラミックスで，骨や歯の代替材料として，整形外科，口腔外科，脳神経外科，耳鼻咽喉科などの分野で幅広く臨床応用されている。また，骨結合性にすぐれるため，Ti合金製人工関節のステム材表面へコーティングを施すことにより，術後，早期に骨組織をステム表面へ誘導し，骨との初期固定の向上をはかっている。水酸アパタイトをはじめとする生体活性セラミックスは，骨結合性にすぐれる一方で，骨よりも弾性率が高く柔軟性に劣る。そこで，骨よりも弾性率の低い高分子材料との複合により，骨に近い機械的性質と骨結合性を有する複合材料が考えられる。

リン酸三カルシウム（$Ca_3(PO_4)_2$）は，750℃で焼成するとβ相となり，さらに高温で焼成すると，$\alpha, \bar{\alpha}$の相となる。臨床応用されているものは，β相とα相であり，骨に埋入されたβ-リン酸三カルシウムは，周囲の骨と直接結合し，しだいに骨に吸収される。リン酸三カルシウムをはじめとする生体吸収性セラミックスは，生体内環境下における溶解度が高いことに加えて，その細胞親和性による生物学的吸収も寄与していると考えられている。

β-リン酸三カルシウム多孔質体は，ブロック状や顆粒状で，良性骨腫瘍切除や骨折による骨欠損部の補填や，自家骨採取部の補填などに臨床応用されている。多孔質体の気孔径は100～400μmで，気孔率は60～70%の構造をしている。気孔形状は，球状や楕円状のものがあり，圧縮強度は2～3 MPaで，手術現場で，加工しやすく潰しやすい強度になっている。

12.1.3 高分子材料

医用材料としての高分子材料は，天然高分子と合成高分子に大別される。天然高分子は生分解性であることが多く，合成高分子材料よりも生体適合性が見込まれるものもある一方で，免疫原性の問題，物性のバラツキ，感染症の問題を考慮しなければならない。また，合成高分子は，天然高分子と比較して，医用材料として厳密な品質管理が可能な一方で，生体に対する長期的な影響が不明で，懸念される場合が多い。

天然高分子は，図12.4に示すように，生体内に存在する有機小分子（最小構成単位）がそれぞれ重合して，タンパク質，核酸，多糖などの巨大分子となったものである。コラーゲンは，真皮，骨，軟骨などを構成するタンパク質の1つで，細胞外マトリックスの主成分となる。その他，細胞培養基材や医薬品類などに用いられている。多糖には多数の種類があるが，医用材料としては，透析用の中空糸などに用いられるセルロース，抗

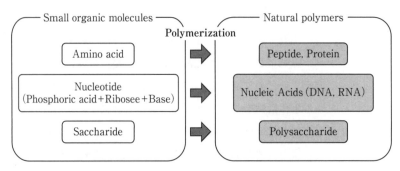

図12.4 Formation of natural polymers from small organic molecules

菌性や創傷治癒効果を有するキチン・キトサン，眼科や関節の治療剤などに用いられるヒアルロン酸，歯科材料や食品添加物として利用されるアルギン酸，抗血液凝固や細胞増殖因子の活性などに用いられるヘパリンがある。

合成高分子の構造は，合成方法と密接に関係する。医用材料として使用されるおもな合成高分子材料には，ポリエチレン，メタクリル酸エステル系，アクリル酸エステル系ポリマー，ポリエチレンテレフタレート，ポリウレタン，ポリエチレングリコール，ポリヒドロキシ酸類，シリコーンなどがある。

チーグラー・ナッタ触媒などの金属触媒によって合成される直鎖状の超高分子量ポリエチレン（Ultra High Molecular Weight Polyethylene：UHMWPE）は，力学的強度が高く，耐摩耗性，低摩擦のため，人工関節部の臼蓋部に使用される。

メタクリル酸エステル系のポリメタクリル酸メチル（PMMA）は高い透明性と，高い力学的強度のため，有機ガラスともよばれ，ハードコンタクトレンズ，眼内レンズ，歯科用コンポジットレジン，骨セメントなど，多岐にわたり使用されている。ポリ（N-イソプロピルアクリルアミド，PNIPAAm）は，温度応答性ポリマーをとして古くから注目されており，加温によって培養細胞をシート状に回収する細胞培養器材として利用されるなど，再生医療への応用が進められている。また，ポリシアノアクリル酸エステルは，生体用の接着剤としても利用されている。

ポリエチレンテレフタレート（PET）は，単体ではとくに血液適合性にすぐれた材料ではないが，適度な血栓形成が偽内膜形成に働くため，中〜大口径の人工血管として用いられている。また，ポリウレタンは比較的血液適合性のよい材料のため，人工心臓，血液ポンプ，カテーテルなど，血液接触と柔軟性が求められる部位に使用されている。

シリコーンは，無機質のシロキサン結合（Si-O-Si）を主骨格としたポリマーで，非常に柔軟で生体内で安定して無害であるため，カテーテルのほかに，豊胸材や軟組織の埋め込み材として使用されている。

12.2　生体適合性材料

生体適合性（Biocompatibility）とは非常にあいまいな定義であり，医用材料として各種用途に応じた材料設計を行うさいには，生体に対し安全性を有することを前提として，必要とする機能を有することは勿論，生体

に対して適切な安全性を有すること，滅菌可能であること，さらには，求められる耐用年数の間安全に使用できること，使用目的に適した材料と生体組織の界面が形成されることなどを満足しなければならない。

　人工物を生体に埋め込むと，多くの場合，金属材料やセラミックス材料ではイオン化による溶出，合成高分子材料では添加物の溶出が起こる。これらの溶出は，程度によっては種々の生体反応を引き起こすことがある。また，生体内吸収性材料でも，高分子材料のように，もとのバルク材料では生体に有害な影響を与えない材料であっても，材料の直径が数十 μm 以下の微粒子や，鋭い角を有する微小物が多数体内に存在すると慢性の炎症を引き起こすことや，分解とともに生成される低分子量の物質が，同様に，種々の生体反応を引き起こすことがある。

12.3　血液適合性材料

　医用材料と血液との相互作用は，使用用途や機能によってさまざまであるが，大抵の場合，医用材料は，生体にとって「異物」であり，血液との接触によって血栓形成を引き起こす。血栓形成反応は医用材料の機能そのものを低下させる要因となるが，これは，血液が有する凝固機構に由来するもので，本来，生命を維持するうえで必須な反応である。医用材料と血液との相互作用による反応は，血液の「凝固」，凝固した血液を分解する「線溶」，異物をはじめとするからだに不都合なもの排除する「生体防御」に分類される。医用材料は，長期間（半永久的）の血液接触を想定した人工心臓，人工血管，ステント，人工弁などのデバイスや，短時間を想定した体外循環回路，点滴用留置針などのデバイスのほかに，積極的に血液を凝固させる止血剤も存在するなど，その機能は使用される部位や用途に応

表12.4 Characteristics of biological environments

Characteristic	Value	Environment
Mechanical stress [MPa]	0-40	Compact bone
	0.2-1	Artery wall
	0-2×10^{-2}	Myocardium
	1-10	Intra-articular ligament
	400	Skeletal muscle (maximum)
pH	1.0	Stomach
	4.5-6.0	Urine
	7.15-7.35	Blood
P_{O_2} [mmHg]	40	Venous blood
	100	Arterial blood

じてさまざまである。これらの血液の反応に対し，各種医用材料が，個々の目的のデバイス機能を発揮したときに血液適合性（Blood compatibility）を示すことになる（表12.4）。

12.3.1 血液凝固系

　血液凝固系の反応および，血液凝固系タンパク質の分類と機能を図12.5に示す。初期反応において生成されるわずかな凝固活性因子が，短時間の間に大量のトロンビンを生成し，フィブリン形成による血液凝固および血栓形成が起こる。血液凝固反応は，外因系と内因系の2つのプロセスに分けられる。外因系プロセスは，血管壁が傷害されることによって，第Ⅶ因子（凝固活性因子）が活性化して第Ⅶa因子となり反応が開始するプロセスであるのに対し，内因系プロセスは，第Ⅻ因子が異物面に接触して活性化することで第Ⅻa因子が生成され，反応が開始する。外因系または内因系プロセスによって生成された第Xa因子は，活性化した血小板上でプロトロンビンからトロンビンを生成し，トロンビンは，フィブリノーゲンをフィブリンに転換することで血球成分を取り込み，血液凝固塊を形成して血液凝固反応が完結する。

　血小板（直径：1～5 μm，厚み：0.5 μm程度）は，核をもたない細胞で，通常は，付着や凝集することなく血液中を循環している。しかし，傷害された血管壁や医用材料のような異物表面と接触すると，血液凝固反応がはじまる。異物表面に対しては，まず，血液中に流れる血清タンパク質が吸着し，立体配座（コンホメーション）の変化によって，血小板の細胞膜中のGPⅡb/Ⅲaと結合し，血小板が付着する。血小板が"付着"による刺激によって活性化すると，その細胞膜表面に，リン脂質成分のホスファチジルセリン（Phosphatidylserine：PS）が露出し，前述の血液凝固

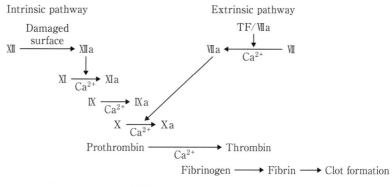

図12.5 Coagulation cascade

に重要な反応場を提供していると考えられている．活性化した血小板の細胞膜表面では，血液凝固反応が効率的に展開され，強固な血栓を形成する．

血液凝固を促進する要因として，炎症，血流が挙げられる．外科的手術において医用材料を移植するさいは，侵襲に対する止血のために，血液の凝固反応が増強し，炎症反応におけるフィブリノーゲンや，急性相反応物質としての性格を有する PAI-1（Plasminogen Activator Inhibitor-1）の増加をともなう．また，人工血管の吻合部や人工心臓内部などにおける凹凸や段差，口径の変化部，高速回転するロータによる血流の乱流にともなう渦なども，凝固系タンパク質の活性化にともなう血小板の活性化を引き起こすことが知られている．

12.3.2 抗血栓性材料の設計

医用材料の開発において，未だ，臨床レベルでの恒久的な抗血栓性（Antithrombosis）獲得には成功しておらず，実際の医療現場では，使用用途と試用期間に応じた抗凝固対策を講じている．一般的な抗凝固対策としては，抗凝固剤の投与，医用材料表面（血液接触面）の平滑化，偽内膜形成，抗凝固剤固定化および徐放材料，タンパク質吸着抑制表面の設計が挙げられる．

抗凝固剤の投与は，血液抗凝系の反応を抑制し，血栓形成を防ぐ．人工腎臓や人工心肺，さらには血液浄化など，比較的短時間の血液接触の場合は，一般的にヘパリンが用いられることが多い．その一方で，人工弁，人工心臓など，長期間使用するデバイスの場合，抗血小板作用のあるアスピリンや，ワーファリンを経口薬として，使用期間中に服用する（表12.5）．

医用材料表面の平滑化は，血流の速い部位において効果的で，吸着したタンパク質や血小板を血流自身によって洗い流し，血液凝固因子の活性化を抑制するくふうが取られている．その一方で，偽内膜形成といって，医用材料表面に表面粗さを設け，適度な血栓形成からコラーゲン層形成を経て，偽内膜組織を形成するにより，血管内壁を模擬した表面を形成するこ

表 12.5　Artificial devices in contact with blood

Phase	Device
Chronic phase	Artificial blood vessels, artificial hearts, stent
Acute phase	Hemodialysis, artificial lung, extracorporeal circulation circuit
Administration	Drug delivery system

とを利用して，大口径人工血管の長期移植が可能となっている。カテーテルや人工肺では，血液接触面にヘパリンなどの抗凝固薬を固定し，抗血栓性を得る方法が取られている。

体外循環装置をはじめとする血液接触デバイス表面では，主として，内因系プロセスによる血液凝固反応が起こる。これを抑制するには，血液接触面での相互作用反応を低減する処理として，ヘパリンの供給結合処理や，polyethylene glycol，2-methacryloyloxyethyl phosphorylcholine（MPCポリマー），TiN（窒化チタン），Poly（2-methoxyethyl acrylate）（PMEA），diamond-like carbon（DLC）を用いた表面改質技術が開発され，透析膜，人工心臓，人工肺，ステントなどに適用されている。

参考文献

1) 岡野光夫（監修），田畑泰彦，ほか（著）：バイオマテリアル―その基礎と最先端研究への展開―．東京化学同人，2016.
2) 日本セラミックス協会（編）：環境調和型新材料シリーズ 生体材料．日刊工業新聞社，2008.
3) Li Y, Yang C, et al.：New Developments of Ti-Based Alloys for Biomedical Applications. Materials, vol. 7, No. 3, pp. 1709-1800, 2014.

第13章 手術用機器と安全性

13.1 麻酔器

　麻酔器とは，亜酸化窒素と酸素の混合ガス，そして麻酔ガスを吸入麻酔法にて患者に投与する装置である。麻酔を投与した患者の呼気に含まれる麻酔ガスは再利用される方式が多く，この場合，呼気ガスから炭酸ガスを除去し，酸素と麻酔ガスをふたたび戻す循環式呼吸回路が用いられる。

　麻酔器の構造は麻酔器内ガス供給部と呼吸回路部から構成されている（図13.1）。

（1）ガス供給部

　麻酔ガスには揮発性麻酔薬であるイソフルラン，セボフルランなどがおもに用いられることから，これら液体で供給する麻酔薬を気化させるための気化器が組み込まれている。

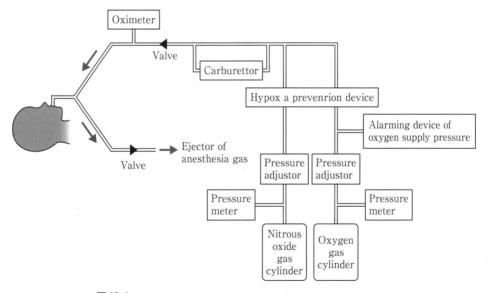

図13.1　Components and organization of an anesthesia machine

(2) 呼吸回路部

麻酔器で生じる事故として最も危険なのが酸素欠乏である。そのため，酸素濃度が25％を維持するよう低酸素防止装置，また麻酔器への酸素供給圧が低下したときに作動する酸素供給圧警報装置などが取り付けられている。

(3) 麻酔ガスモニタ

手術中の患者動態に合わせて麻酔を制御する必要があり，麻酔ガスのモニタは麻酔管理においても非常に重要な機能の1つである。麻酔ガスの種類に応じて赤外光の吸収率が異なるため，この分光吸収特性を利用して麻酔ガスの計測が行われる。

対して，麻酔ガスそのものではなく，患者への麻酔の効果・影響を調べるモニタとしては，脳波解析による覚醒度を調べる麻酔深度推定と，通電刺激を筋肉に印加し誘発反応をみる筋弛緩モニタの2種類がある。

13.2 電気メス（電気手術器）

電気メス（電気手術器，Electrosurgical knife）とは生体に高周波電流を流すことによって，生体軟組織の切断および凝固に用いる電気手術器をいう。現在市販されている電気メスの基本周波数は生体へのリーク電流の影響を抑えるため，おもに450～550 KHzの基本周波数を用いている。出力波形と出力電圧をさまざまに組み合わせることにより，生体組織を切開する切開モードと，出血部の凝固止血を目的とした凝固モードやバイポーラモードなど，1つのデバイスで多機能を実現している点が特長で，現代外科手術に欠かせない医療機器となっている。

13.2.1 構成

電気メスは，ジェネレータとよばれる高周波発信器（HF generator），メス先電極（アクティブ電極），対極板から構成される。メス先電極は用途に応じてさまざまな形状が存在する。作用電極が1極のモノポーラ電極や，ピンセット型の2極電極ではさんだ箇所のみに電流が流れるバイポーラ電極がある。メス先電極から流れた電流は対極板（Counter electrode plate）に流れる。対極板を大きくとることで電気力線は拡散し，焼灼部には高周波電流が集中することで高いエネルギーが，それ以外の対極板を設置した体表面には影響の出ない小さい電気エネルギーがかかることで，

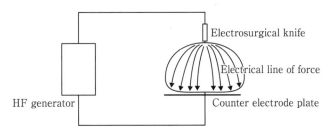

図 13.2 Electrosurgical knife system

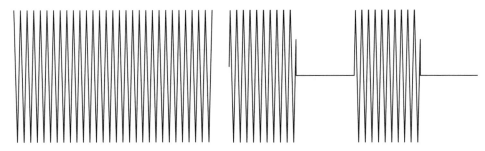

図 13.3 Sinusoidal waveform used in cut mode

図 13.4 Burst waveform used in coagulation mode

目的箇所のみを切開・凝固するしくみとなっている。対極板には鉛やステンレスの金属板が用いられるが，近年では貼り付け型のディスポーザブル電極も用いられる（図 13.2）。

13.2.2　切開モード

高周波電流の最大出力は 200～400 W である。印加される高周波電流のエネルギーが高いため，メス先端と接触する生体組織の細胞が一瞬で蒸気爆発する。これを連続で高速に繰り返すことで，生体組織を切開していく。そのため高周波電流の波形は連続的な正弦波が用いられる（図 13.3）。

13.2.3　凝固モード

高周波電流の最大出力は 100～200 W である。切開モードに比べ印加される高周波電流のエネルギーが低く，蒸気爆発は発生せず，その代わり熱変性によってタンパク質や血液が凝固する。用いられる高周波電流の波形は約 $10\,\mu s$ 間隔の正弦波が約 $50\,\mu s$ の間隔を置いて断続的に印加される断続波が用いられる（図 13.4）。

電気メスを使用するさいに気をつけなければいけないのは，予期せぬ箇所への電流の漏れによる熱傷である。これは通常のメス先から対極板への電流の経路とは異なる，別の経路が形成されそこへ電流が流れる高周波分

流が生じるために起きる。そこで高周波分流の防止のため、装置のさまざまな箇所に電気回路的な安全モニタ回路が組み込まれ、異常な電流を検知すると電流を遮断したり、警報を出したりするようになっている。

13.3 滅菌器

滅菌器とは診療、手術、検査などに用いる医療機器などを滅菌する装置である。

13.3.1 高圧蒸気滅菌器（オートクレーブ）

微生物を不活性化する滅菌剤として高圧蒸気を利用し、手術器具などの医療用具を滅菌するために用いる装置をいい、滅菌コストが安いことや残留薬についての懸念がないことから、現在最も多く用いられている滅菌器である。

まず真空によって被滅菌物中の空気を除去したのち、120〜135℃、ゲージ圧 0.1〜0.2 MPa の高圧蒸気で滅菌し、さらに真空ポンプを用いて被滅菌物を乾燥する。

ただし医療用具が高温多湿によって変性する素材を用いる場合や、真空に引くことで破壊されるような構造の場合には、オートクレーブは用いることができない。

13.3.2 ガス滅菌器

酸化エチレン（EOG）を用いて医療用具を低温滅菌する装置である。

EOG を用いて 50〜60℃、相対湿度 30〜70%にて滅菌するもので、オートクレーブでは滅菌できない医療用具の滅菌に用いられる。

ただし滅菌処理時間が数時間とオートクレーブに比べて長いことや、残留酸化エチレンガスに毒性があることから、残留ガス除去のために数日間の自然放置や、エアレーション工程が必要である。

そのため EOG を用いないガス滅菌器として、過酸化水素蒸気を用いた過酸化水素水プラズマ滅菌器が登場した。残留毒性の危険性がなく、低温度で滅菌が可能だが、過酸化水素を吸着する素材が用いられた医療用具には使用できないなど一部制限がある。

13.3.3 乾熱滅菌器

微生物を不活性化する滅菌剤として湿気の不在下で高温を利用し、手術

器具などの医療用具を滅菌するために用いる装置をいう。

13.4 人工呼吸器

　呼吸は生命活動を維持するための，生体への酸素供給を担う重要な活動である。呼吸機能は換気機能とガス交換機能に分けられる。換気機能のしくみは，まず肺が拡張することで口または鼻から空気が入り，肺の動きが止まると空気が呼出される。ガス交換機能は，肺に取り込まれた酸素が肺胞から血液内に取り込まれ，血液中の炭酸ガスが排出されることで機能する。通常は自発呼吸によって呼吸活動が行われるが，この働きが弱った患者には人工呼吸療法が必要となる。そこで用いられるのが人工呼吸器である。

　人工呼吸器は，呼吸気道に適量のガスを供給することによって，肺胞換気を支援・管理するために用いられる自動循環機能を備えた装置をいう。呼吸ガスはマウスピース，マスク，気管内チューブを経て患者の気道に供給される。多数の異なる用途（麻酔，集中治療，新生児，搬送，高周波，特定の疾患に関連する特殊用途など）において，呼吸支持を行うことができる。

　一般的な人工呼吸器の構成は，送排気機構をもつ本体と，患者側の呼吸回路から構成される。呼吸回路の途中には加温加湿器やネブライザーが設置される（図13.5）。肺機能が不全の患者に対し，気道内に空気を送り込んで気道内圧を高めて肺を広げることで，これが吸気となる。空気の送り込みを止めると肺筋などの弾性で肺が収縮し，肺内のガスが呼出される。

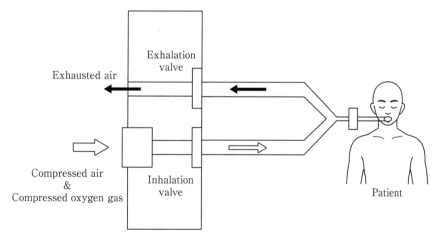

図13.5 Ventilator system circuit

これが呼気となる。患者側にかかる圧力や換気量などがモニタされ，過不足が生じると警報機能が作動する。この一連の動作を間欠的に行うのが人工呼吸であり，強制的に空気を送り込んで気道内圧を高めることから，間欠的陽圧換気（Intermittent Positive Pressure Ventilation：IPPV）とよばれる。一方，自発呼吸はできるが肺胞の広がりがたりない患者に対して弱い陽圧を加え続けるような，呼吸の補助機能を行うための人工呼吸として持続的気道陽圧法（Continuous Positive Airway Pressure：CPAP）がある。CPAPは睡眠時無呼吸症候群（Sleep Apnea Syndrome：SAS）などの治療に用いられ，在宅医療で広く使用されている機器である。

第14章 支援機器

14.1 福祉工学

　ヒトは，だれでも怪我，病気，あるいは老化により，身体機能の多くにさまざまな損傷を受ける。一方，人間にとって便利な道具の発明や環境の改造は，多くの場合，機能が正常な人間を対象としている。すなわち，人間が障碍をもつかもたないかは，人間機能と環境との関係に大きく依存している。その結果，本来あるべき機能が失われたり，傷害を受けたりすると，従来の道具や環境では生活に支障をきたす場合もある。とくに，運動機能や視聴覚などの機能障碍は，人間が日常生活を営むうえで大いに問題となる。したがって，障碍者（Disabled person）や機能の低下した高齢者（Elderly/Senior person）が，日常生活や社会活動に参加するさいに，彼らが不便を感じたり不利益をこうむったりしないように，福祉工学（Assistive engineering）で，活動領域の物理的環境を整えたり便利な道具を開発することで，健常者と同様に彼らにも快適でバリアフリーな社会を実現する必要がある（図14.1）。なお本章では，公文書に使用されている場合を除き，「障害」をバリアーの本来の意味である「障碍」を敢えて

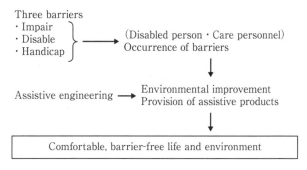

図14.1 Barrier-free assistive technology

用いることとした。

14.2　日本の高齢社会

2025年の日本の高齢社会の特徴をまとめると下記のようになる。
　①全人口の4人に1人が65歳以上
　②勤労世代約2.3人で高齢者1人を負担（20歳から64歳で支える）
　③障碍者の60％以上が高齢障碍者
　④障碍者よりもはるかに多い健康高齢者
　⑤高齢になるに従い家族と同居
　⑥配偶者のある高齢者は圧倒的に男性
　⑦老いた妻同居先の主婦の負担が大

さらにその先の予測として，2055年の人口推計では下記のようになされている。
　①日本の総人口は，1億2,777千万人から8,993万人弱になる。
　②老年人口（65歳以上）は，20.2％（2,576万人）から40.5％（3,646万人）になる。
　③生産年齢人口（15～64歳）は，66.1％（8,442万人）から51.1％（4,595万人）になる。
　④年少人口（0～14歳）は，13.8％（1,759万人）から8.4％（752万人）になる。
　⑤支え手側と支えられる側の比率が1.2人で1人を支える（20歳から64歳で支える）。

この場合，出生率が1.26，平均寿命が男78.53歳，女85.49歳から男83.67歳，女90.34歳へ延びると仮定している。

14.2.1　若年障碍者と高齢障碍者

長寿社会におけるさまざまな問題を検討するさい，高齢者を障碍者（Disabled person）あるいはその予備軍として捉える傾向がある。たしかに身体機能の低下や障碍に対するノーマライゼーションやバリアフリーの視点からは共通に取り扱える問題も多いが，その反面，障碍などの現象やそれに対する支援目的が同じでも，多くの場合その具体的解決方法が異なる。

　①若年障碍者：障碍によるハンディ克服に対して，積極的に努力する
　②高齢障碍者：高齢になってからの障碍に対して，その克服のための

努力には，精神的および肉体的面においてさまざまな限界がある

とくに，若年障碍者は福祉機器の使用に積極的で良好な代償効果を得ているが，同じ障碍あるいは機能低下でも高齢になってからでは，同じ様な代償方法の習得ははなはだ困難である。したがって，高齢者に対する福祉機器は，先端技術を大いに駆使して彼らの培ってきたそれまでの常識で扱えるものでなければならない。

14.2.2　健常高齢者

高齢障碍者がいる一方，それよりも多くの健常高齢者がいることを忘れてはならない。しかし，健常高齢者といえどもその多くのヒトは通常高齢化にともない少なからず何らかの機能低下を有している。また，日常生活に支障をきたすような機能低下ですら高齢者自身も周囲の者も高齢化にともなう当然の現象として受け止めており，認識していない場合が多い。そのため，健常高齢者が使用する福祉機器を開発する場合は，下記の点を考慮する必要がある。

①障碍としては扱えない範囲の（軽度の）機能低下を有する
②心身の機能低下は時間とともに進行する
③障碍者として扱われることには強い抵抗がある
④機器に対する使用意欲が低い

14.2.3　介護に対する工学的支援

一般に，高齢者や障碍者に対して質の高い介護をめざす場合，下記の方法が考えられる。

①介護人の数を増やす
②質の高い介護を行う機器を開発する
③介護における雑用や単純作業用の機器を開発し，少数精鋭で質の高い介護を集中的に行う

しかし，通常障碍者にかかる費用の約80％が人件費であることを考えると，増大する高齢者数に合わせて単純に介護者（Caretaker/Caregiver）の人数を増やすことは非現実的である。とくに，衣食住などにかかる費用を除いた平均的サラリーマンの可処分所得が，かなり以前から福祉国家で高税率のスウェーデンよりも低い日本では，未来の勤労世代に増税などの高負担を強いるような福祉政策は避けるべきである。とくに，高齢者介護を在宅ケアに求める日本の方針では，まず高齢者の生きがいを支え，少し

でも自立期間を延ばす支援機器（Assistive product）の開発が必要である。また，日本ではなり手が少ないヘルパーを，途上国の安価な労働力に求める動きがある。しかし，介護は看護とは異なりその目的は，高齢者・障碍者・病人などを介抱し，日常生活を助けることである。そのさいには介護者に，被介護者，とくに高齢の被介護者では，彼らの生まれ育った文化・伝統・生活習慣などの知識が必要となる。万国共通の専門知識を有していれば働ける看護労働とは異なることを理解する必要がある。そのため，現在日本では途上国からの者ならばだれでもよいというわけではなく，介護経験しながらでも日本の定める資格の取得を求めているのにはそれなりの意味がある。

14.3　福祉機器開発

14.3.1　機器開発の優先度

　高齢者や障碍者の自立や介護に対する支援機器開発において，実用的で普及する支援機器開発をめざす場合，被介護者の身体的および精神的な状態を考慮する必要がある。身体的状態の分類としては，完全自立，一部介護，および全面介護の3種類，精神的状態の分類としては，自立意欲（Independence desire）の強弱，および認知症（Dementia）の3種類である。この状態分類から機器開発の緊急度をみると，自立支援では，自立意欲が強いにもかかわらず自立できていないことに対する支援機器は，自立期間を延長し，かつ介護負担を軽減するため，緊急に研究開発を進めるべきものといえる。また，介護支援では，一部介護を要する自立意欲の弱い高齢者に対する支援機器ほど緊急で，この種の介護支援は介護者にとって肉体的・精神的・時間的なすべての面で大きな負担となるからである。

　表14.1におけるA〜Fの群に属する福祉機器開発にさいして，留意すべき点は下記のとおりである。

　　A群：最も効果が期待される自立支援機器（この群のヒトは，自立意欲が高いため，自分で積極的に使用することで，介護の負担がなくなる）

　　B群：使用意欲を引き出すくふうも重要だが，それ以上に使いやすさに配慮して開発すべき自立支援機器（この群のヒトは元来自立意欲が高く，身体的にもあまり問題がないので，使用意欲を引き出すくふうよりも使いやすさに重点を置いて開発する必要が

表 14.1 Classification of dependent condition in terms of physical independence and desire for independence

Mental state		Activities of daily life		
		Total help	Some help	Independence
	Strong independence desire	A		B
	Weak independence desire	E	D	C
	Dementia			F

ある）

C 群：改良を要する従来の自立支援機器および精神面を考慮した新しい自立支援機器（この群のヒトは，身体的にはあまり問題はないが，みずから行う意欲が低いので使いやすく知らず知らずのうちに使用してしまうくふうが必要）

D 群：状態の変化への対応を考慮し，かつ介護者の立場に立って開発すべき介護支援機器（この群のヒトは，時間とともに障碍の程度が進行する可能性が高い。また，障碍はあってもある程度のことは自分でできるため，介護する立場からは介護の必要性に疑問をいだく可能性が大きく，そのため被介護者と介護者との間で精神的軋轢を生みやすい。介護者にとってこの群のヒトの介護は，肉体的負担以上に精神的負担が大きいので，この群のヒトを介護する支援機器の開発は，きわめて重要）

E 群：介護者の肉体的負担軽減に配慮して開発すべき介護支援機器（この群のヒトは，自立意欲も弱くかつ身体的にも問題があるため，介護する者の負担が大きい。そのため介護者の肉体的負担軽減を考慮して開発する必要がある）

F 群：おもに行動監視に重点を置いて開発すべき介護支援機器（この群のヒトは，身体的に問題のない認知症のヒトであり，徘徊が最も大きな問題となる）

また，これらの機器も，使用される環境が適していなければどんなに素晴らしい機器であっても使用されない。少なくとも使用者の置かれた環境を理解する必要がある。

①独居老人の場合：自立意欲のある老人が対象

②高齢者夫婦のみの場合：自立・介護支援機器ともに，高齢者自身が

使用

　③子ども夫婦と同居または近くにいる場合：介護の時間的負担軽減に配慮が必要

　④ヘルパーが定期的にくる場合：時間的省力化，および肉体的負担軽減。緊急時通信システムも重要

　⑤施設の場合：施設職員の肉体的負担軽減，作業時間短縮が重要

さらに，在宅介護における注意点と施設における注意点は異なる。

①在宅用機器の場合
　1）介護支援機器のおもな使用者は中年あるいは高齢の女性
　2）高齢者の状態変化に幅広く対応できること
　3）自立支援機器は男性用と女性用では設計思想が異なる
　4）精神的支援に配慮すること

②施設用機器の場合
　1）簡単な講習でじゅうぶんに使いこなせること
　2）特定の介護機器も大いに重要

14.3.2　開発が期待される福祉機器

　日常生活において緊急度の高い支援対象は，排泄，入浴，および移動となる。これらの支援は古くから問題になっているにもかかわらず，未解決のままになっている。しかし，排泄や入浴において最も負担となる作業内容は，自立および介護ともにベッド，車いす，便器，あるいは浴槽間の移乗と移動である。したがって，入浴や排泄における問題解決の多くは，移乗と移動の問題解決にあるといえる。しかし，排泄は，ヒトが生きてゆく限りだれでも毎日行い，かつ他人にはみられたくない行為であるにもかかわらず，排泄を支援するよい機器が少ないのが現状である。このような観点から日本で開発が期待される福祉機器としては，下記のものが挙げられる。

　①移動・移乗
　②排泄
　③ベッドまわり
　④コミュニケーション
　⑤ホームオートメーション
　⑥監視（プライバシーの観点からきわめて使用がむずかしい）

　なお，前述したように福祉援機器の多くは，使用者が特別な訓練や練習をしなくとも使用できることが望まれるため，その実現に後述するパワー

アシスト技術は有力な手段となる。また，ここで入浴をはずしたのは，入浴本来の目的は身体の清潔を保つことであり，何も従来の日本的入浴形式にこだわる必要はない。世界的に行われているシャワー形式にすれば入浴介護の負担はなくなるからである。たしかに日本人にとって従来の日本式入浴はたいへん気持ちがよく精神的に安らぎを得るものであるが，これを介護における入浴に求めることは避けるべきである。

14.3.3 実用化とキーテクノロジー

一般に，理論的には可能でも実用化が困難な機器を実用化するための必要な技術が，キーテクノロジーであり，その多くは人目につかない所に使用される先端技術（ハイテク）である。一方，従来技術（ローテク）は，新鮮味はないが使い慣れた技術であり，かつその性質も熟知されているため，実用化の問題は別にしても理論的可能性を証明することは可能である。したがって，高級な内容を目的としない場合には，この従来技術の応用のみでも実用的機器の開発は十分に可能である。また，これらの福祉機器開発に共通する基盤技術として，下記の技術が挙げられる。

①ロボット技術：人間が不得意な動作や作業を代行させることができる
②パワーアシスト技術：使用にさいして説明や訓練がいらない
③バーチャルリアリティー技術：説明がいらず直感的に理解できる情報を提供できる
④マルチメディア技術：さまざまな情報のやりとりがだれでも容易にできる
⑤材料：複雑な構造，重量，大きさなどの諸問題を材料の開発で解決できる

なお，パワーアシスト技術とロボット技術はメカトロニクス技術の一形態であるが，パワーアシスト技術は，高齢者に対する福祉機器のみならず中年以上に対する機器にもきわめて役に立つ要素技術であるため，敢えて別々に記している。また，福祉機器の場合，上記の技術を駆使しても，その使用環境が悪ければ機器本来の性能を発揮することは困難である。そのため，一般的には使用する施設や家屋の設計（広さ，レイアウト，段差，階段）も考慮する必要がある。

14.4 支援機器と健康

　支援機器（Assistive product）の対象は広く，障碍のあるひと（Person with disability）の機能を促進，障碍を補償し多様な作業や活動への参加を支えることを目的としている。心身に障碍のあるひとが支援機器を使用することで自分の意思で身のまわりの環境を制御する能力が向上でき，独立して生活できることが機器の目標である。このことから，支援機器は，これまで使われてきた福祉用具（Assistive device）や支援技術（Assistive technology）といったハードウェアを中心とした概念より広く，ソフトウェアも含むものである。また，テクニカルエイドが対象とする生命支援機器や医療機器は含まない対象を表す。移動，日常生活，コミュニケーションの能力が低下，もしくは著しく制約された状態にあるひとでも，適切なタイミングで支援機器を用いることで，社会参加が可能になる。世界保健機関（World Health Organization：WHO）の機能，障碍，および健康の分類モデルである国際生活機能分類（International Classification of Functioning, Disability and Health：ICF)[3]は，従来の障碍と障碍のマイナス面から行動ベースの参加モデルに視点を移した分類である（図14.2）。個人の能力の欠損をおぎなうことにとらわれるのではなく，環境因子が変わることで作業の実行能力が向上できれば，ひとの自己受容は変化し，障碍のあるひとも社会受容され，社会貢献ができ，生活の質は向上できると考えられる。そのため，生体医工学分野，とりわけ福祉工学やリハビリテーション工学（Rehabilitation engineering）分野の専門家は，損失した機能の補償，実用的な生体力学にとどまらず，広く機器についての知識を有し，障碍のあるひとがめざす生活に必要な機能を有する

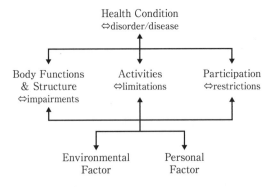

図14.2 International Classification of Functioning, Disability and Health：ICF

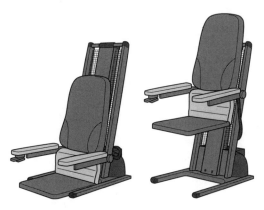

図 14.3 Powered elevating legless chair

支援機器を紹介できる能力が求められる。

　ロボットやコンピュータ，とくに携帯通信端末や通信ネットワークなどの新しい技術は，世界中で多様な場面での計測制御に活用されている。障碍のあるひとの利便性を向上させるため，新技術を学び導入を試みることは，支援機器使用者ならびに介助者（Helper）のニーズに最適なデバイスを提供するのに効果がある。しかしながらより重要なことは，障碍のあるひとの生活や志向を理解し，就職や社会参加につながる機器を適切に選択することである。そのため，支援機器は，障碍のあるひとのくらす地域，社会に適合・調整され，導入可能なコストで提供されることが重要であり，海外で評価の高い高額な製品をそのまま輸入すればよいというものではない。たとえば，床にすわり家族との会話や日常生活を送るアジア圏の生活様式に，テーブルといすでの生活を中心とした生活様式用に開発された車いすをそのまま導入することはできない。このような場合，生活様式にあった電動昇降座いす（図 14.3）や低床のベッドのような姿勢を保持し，姿勢変換や移動を支援する機器が必要であり，このように各国・地域において福祉機器の開発は必要である。

　障碍のあるひとのみならず，高齢者（Elderly/Senior person）も移動，聴覚，視覚においては支援機器の使用が見込まれる。高齢者の身体能力は個人差が大きいものの，年齢に応じた疾病や体力低下があり，社会生活を送るうえで，介護，もしくは機器を利用しながらの独立した生活支援が必要である。なかでも記憶や認知に関する支援が必要な場面もあり，複数の支援機器の同時利用となる場合もある。その場合，新しい技術の導入に対し抵抗があることが見込まれ，若年で障碍のあるひとと比べ，機器を効率的に使えるようになるまでに時間を要する場合もあり，自分の生活を変え

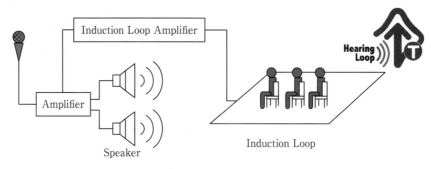

図 14.4 Hearing Loop

ることへの受容をさぐるくふうを支えるための体制が必要である。

　障碍のあるひとの社会参加に必要なこととして，公共設備のバリアフリー化がある。これは既存施設・設備に対し，車いすの利用や視覚・聴覚障碍のあるひとが社会に参加できるように改修を指示するものである。たとえば聴覚に障碍のあるひとが学校で授業に参加するには，教室に磁気誘導ループ（図 14.4）のような音響・放送設備が備わることが望ましい。しかしながらこの設備をあとで導入するには機材だけでなく，設備を全面的に変更する追加の費用が発生するなど社会負担が高く，機器導入を広げるさまたげになる。このことから，障碍のあるひとの利用を想定した社会インフラ，家庭で使用される機器の企画・設計が行われるよう，法令が整備されることが望ましい。このようなデザインにユニバーサルデザイン（Universal design），アクセシブルデザイン（Accessible design），インクルーシブデザイン（Inclusive design）があり，今後の都市計画，機器デザインにはこれらの取り組みが求められる。

14.5　日常生活支援機器

　生活支援機器の導入においては重要なことは，使用者が機器を使用する動機・目的が明確であることである。支援機器を用いたさいの生活を思い描ける使用者ほど，機器を長期的に使い続ける確率が高いため，導入時には，現状の生活様式から達成したい目標の聞き取り・相談，フォローアップが重要である。また，導入前に機器の使用体験があることが望ましい。身体機能を失ったことによるボディイメージ（自己の身体イメージの受容）の変動に対しては十分な配慮が必要である。また，機器を用いた生活そのものに否定的なひとも少なからずおり，機器の使用を機器への依存や隷属と捉えるひともおり，操作が複雑であり，知的な機能を有する機器の

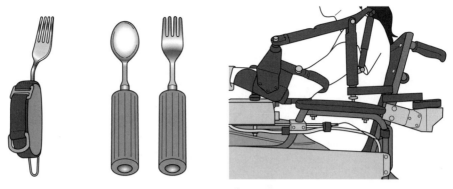

図 14.5 65 Feeding utensils[6] and mobile arm support

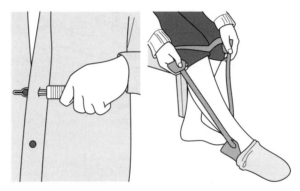

図 14.6 Button hook and sockaid

使用のさいに顕著になることがある。このため，機器は必ずしも高機能であることではなく，清潔，収納性がよく，保守が簡単で，使用者が主体性を感じられる操作感，所有感があることも重要である。

14.5.1 自助具

　食事は，障碍のありなしにかかわらずひとにとって最優先の活動である。このため，把持機能を失った場合，自助具（Self-care device）として軽量な食器具や手にかけられるようなハンドルやフック付きの食器具が有益である。また，カフや把持部に径を大きくするクッションが設けられたスプーンやフォークなども，自立して食事を行えることが可能になるなら使用を試みるのがよい。飲み物を飲むには長い首の曲がるストローが有効である。アームサポートやバランサーのような上肢の自重を支えられ，卓上や車いす固定の機器も食事動作支援には有効である（図14.5）。
　更衣時のボタンをはめるのを支援する機器としてボタンフック（図14.6）や，衣類のボタンや紐を面ファスナーに取り換えたり，チャックの

14.5　日常生活支援機器　191

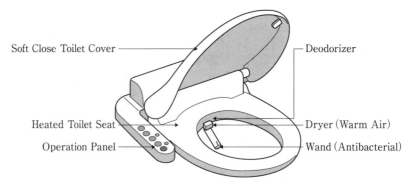

図 14.7　Warm water washing toilet seat

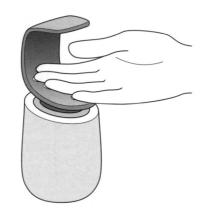

図 14.8　Self assisting liquid soap dispenser

つまみに紐を付けてひっかけられるようにするなどのくふうで更衣動作が簡単になる。トイレや入浴時の更衣で身体の姿勢維持が困難な場合や立ち上がりが困難な場合においては，壁に設けられたハンドルや手すりが有効である。トイレでの排泄後の処置として，温水洗浄式の便座やビデの使用も手に障碍がある場合や体幹の姿勢変換に制約がある場合には有効である（図 14.7）。入浴においては，障碍のあるひと，ならびに介助者の事故の確率が高く，抱え上げるのではなく，シャワー用車いすや浴槽への移乗支援機器の使用が望ましく，立ち上がりやすわる動作を助ける手すりの設置が望ましい。また，上肢や下肢の屈曲が困難な場合には長い柄付きのスポンジや，片手で使える液体石けん用ボトル・ノズルの使用が有効である（図 14.8）。

14.5.2　ベッド，姿勢保持機器

ベッド（bed）のクッションは臥位において体圧を分散させることでよ

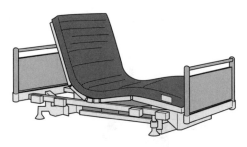

図 14.9 Powered Gatch & High-Low Bed

い睡眠を得られ，褥瘡（Pressure ulser, bed sore）予防にも重要である。なかでも背を上げて座位を取ることで上肢が自由になり，循環器の機能維持・改善にも必要である。ただし，姿勢変換と保持の介護は介護者（Caretaker, Caregiver）の身体負担の大きい作業であることから，背上げ機能付ベッド（Gatch bed）は有効である（図 14.9）。さらに体位変換のみならず，ベッド上での介護は介護者が前傾姿勢になることから負担が大きく，腰痛の原因である。また座位になった肢体に不自由のあるひとがベッドから離れるには，足が床に着くかベッドと車いすの座面の高さがそろっていることが重要であり，ベッドの高さを調整できる機能（High-Low）は介護者のみならず，肢体に不自由のあるひとにとっても重要である。

姿勢保持機器（Seating and positioning system）技術の発展により骨格の変形や褥瘡を抑制し，生活の質の改善がはかられ，身体に不自由のあるひとの就職・就学が可能になった。姿勢保持機器の仕様は使用者本人だけでなく介護者にも大きく影響を及ぼすことから，その選択には使用者本人のみならず使用者の家族や介護者に対しても意見を聞き，使用者の残存能力や生活環境，介護情報，生活上の志向・様式を確認する必要がある。とりわけ使用者の身体の変形の度合いは，選択する姿勢保持機器の材質や形状を含めた仕様に影響する（図 14.10）。

背面，座面，側方体幹保持面，側方腰部・大腿保持面，内股保持面は異なる種類の発泡クッション材でできており，土台は木製もしくは樹脂製の板からなる。クッション材は体圧を分散する効果があり，空気，水，ゲル（Gel）を内包した密封セル（Hermetic capsule）構造である。エアクッションは軽量で高弾性であるものの，空気圧は時間や気圧により変動する短所もある。ゲルクッションは，骨盤が液もしくはゲル状の媒体に埋没することで体圧を分散できる。このため，せん断応力（Shear stress）は抑制でき，体表面温度を低下でき，減衰効果が高いといった特徴があるが，重く低反発性で，表面の湿度が高くなる短所がある。これに対し連続気泡

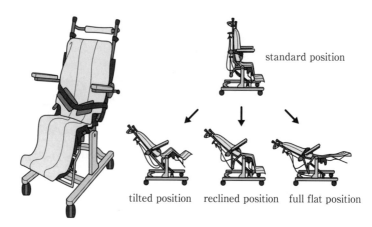

図 14.10 Child seating system

構造のクッションは換気性にすぐれ，反発力は材料の硬さに依存することから十分に大きいが，経年劣化により弾性は低下し，湿度の影響を受けるのが短所である。とりわけクッションと体表面の間で熱がこもり，高湿度となると皮膚組織がこわれ褥瘡ができるため，これらを防ぐためには，使用環境に合わせて選択される必要がある。

14.5.3 移動支援機器

移動能力は，ある点からある点まで自身を移動できる能力を指す。運動障碍があるひとが歩行能力を制限されている場合，装具や歩行器，杖（Cane）やクラッチ（Clutch）は移動能力を補塡，強化するのに有効である。車いすは多様なひとが使用でき，短距離の歩行移動ができない一部・一時的な活動の限界がある場合から，片麻痺（Hemiplegia）や対麻痺（Paraplegia）など下肢の運動能力を欠いても上肢はじゅうぶんな運動能力のある場合，上下肢（Upper and lower limb）でスイッチを操作できても車輪を押して推進力を発生させる能力がない場合にいたるまで，歩行能力が低い場合に対しても有効である。それゆえ，個人・環境因子の双方を十分に考慮し，選択・調整されることが望ましい。

(1) 歩行補助杖，歩行器

歩行補助杖（Cane and clutch）はクルミ，オーク材などの頑丈な木材やアルミニウム合金，アクリルなどの樹脂，ガラス繊維やカーボン繊維で製作されており，その末端は一般的にはゴムキャップが取り付けられていることで衝撃吸収能力や安定に地面に接地する能力を備えている。

杖は大きく，腋窩支持（松葉杖），上腕三頭筋支持（カナディアンク

ラッチ），前腕支持（ロフストランドクラッチ），エルボークラッチの4つに分けられる。松葉杖は木製（Wooden），アルミニウム合金製（Aluminum alloy），チタン合金製（Titanium alloy）があり，大きさも子ども用から大人用まである。上部の横木はゴム製スポンジで覆われており，腋当てという。しかしながら，腋窩部は多くの血管や神経があり，そこを長時間圧迫されないよう腋で締め付けるようにする。にぎり手は高反発力性のクッションが取り付けられており，手で高い圧力を受けることができる。カナディアンクラッチは前方に巻き付ける帯（カフ）が上腕三頭筋の肘を伸ばすのと同じ役割を果たす。ロフストランドクラッチは樹脂でコーティングされた金属製カフが付いており，U型のオープンカフとO型のクローズカフがあり，当然ながらクローズカフのほうがホールド性が高く力が入りやすい。エルボークラッチは腕支えで体重を支えることができるようくふうされた杖である。手指や手関節に負担をかけられない場合に用いる。

歩行器（Walker）は，アルミニウム合金製で左右のフレームの下端に先ゴムが付き，にぎり以外に支持部のない歩行補助具で，左右のフレームを交互に動かせるものと，固定されたものとがある。さらに高さの調節が可能なものと，そうでないものとがある。左右のフレームの下端に杖の先ゴムが付いたものと，ブレーキが付いた車輪あるいはキャスタの付いた歩行車がある。一部のものはハンドグリップ，アームレスト，折りたたみのジョイント部分がある。一部の歩行器では腰部保護パッドを備え，サドル・腰掛けやテーブル付きのものやかごを備える場合もある（図14.11）。

(2) 車いす

車いす（Wheelchair）は手動から電動のものまである（図14.12）。手動車いすは大きく介助用車いすと自走（自操）式車いすの2つに分けられる。介助用車いすであれ，自走式であれ，背後から押されることもできれ

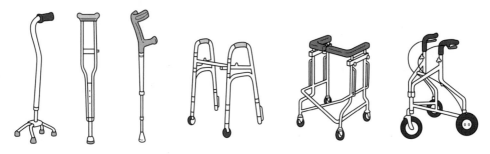

図14.11 Cane, clutches and walkers

14.5 日常生活支援機器

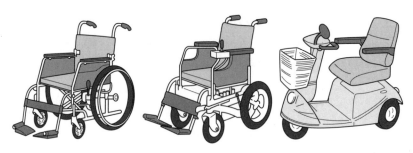

図 14.12 Wheelchair

ば自分で車輪を操作することもできる。介助用を共用することもあるが，介助専用では通常車輪にハンドリムはなく，軽量性を重んじる場合には小さな車輪が使用される。介助者用のグリップの部分にブレーキレバーが付いている。介助用車いすは，車輪まで手が届かない程度に車輪径が小さいか後方にあり，自操できないタイプ，自走式車いすに介助者用グリップを付けたタイプ，姿勢変換機能が付いているタイプがある。姿勢変換自走用機能には立ち上がりなどの動作のために姿勢を変えるためのものと，安定した座位姿勢を保持するための2つがある。姿勢を安定させるための構造としては，大きく分けリクライニング（Reclining，背もたれが倒れる）とティルティング（Tilting，背もたれと座面角度が一定のまま倒れる）がある。

　自走式車いすは後輪駆動式車いすであり，軽量，部分的に組み換え可能，超軽量組み換え可能なモジュラ車いすにさらに分類できる。自走式車いすはさらに固定フレームのものと折りたたみ式のフレームがある。車いすの調整は，臨床現場で車いすを使用者が最も扱いやすいように座位安定性を調整できることを目的とする。しかしながら，取りはずし調整可能となると重量が増加する短所にもなる。

　電動車いすは，組み込み済，簡易型，補助動力型，電動三輪・四輪車に分類できる。電動車いすは，いす部のベースフレーム，走行用モータを含む電装部，ジョイスティックレバーの付いたコントロールボックスを含む操作部から構成される。電動車いすは後輪駆動や中央・中心輪駆動があり，回転半径が異なる。電動車いすには，背もたれ（バックレスト）が電動でリクライニングするもの，背もたれとともにレッグサポートも昇降するもの，フルリクライニングするとほぼ水平になるタイプ，座席部分が昇降するものがある。スイッチの種類は，レバー式，ボタン式，マイコンセレクター式，空気圧式のストロースイッチ，首掛け式などがある。入力方式は比例式とディジタル式に分けられる。比例制御式はレバーの傾斜方向

と傾斜角度に応じた信号の大きさでモータの回転速度などが制御される。ディジタル制御式は on/off 方式であり，スイッチと同じであり，比例制御式のような速度・方向の大きさは設定できないので，車いすはプログラムどおりにただちにモータが制御される。電動三輪・四輪車は，使用者が上肢でハンドル操作とアクセルスイッチを操作できるが，歩行は可能であっても，長時間あるいは長距離を歩くことに支障のある高齢者や，身体に障碍のあるひとを対象として開発されたものである。アームレストが上がるものは上げ，シートが回転するものは回転させて移乗する。

　臨床現場での課題は，使用者の要望にニーズに合わせ適切な車いすの機能や部品を選定することである。これには，車いすに関する知識に加え，使用者の残存能力や病状，指示する作業か活動，生活様式や環境についての情報が必要である。なかでも使用者の安全が最優先課題である。そのため，車いすの十分な操作能力があるためには，その場での問題解決能力を確認する必要がある。さらに，車いすを使う環境で怪我や事故なく自走式車いすの推進力を得るだけの両腕の運動能力として，とくに十分な筋力が必要である。また，電動車いすでは操作方式や走行路に合わせた操作が求められる。脳血管障碍（Cerebrovascular disorder），多発性硬化症（Multiple sclerosis），脳性まひ（Cerebral palsy）といった神経系の障碍や緑内障（Glaucoma）では視野の欠落や狭窄（Tunnel vision）が対象との距離判断を見誤る原因になりうる。さらに，車いすが使用環境に適合するためには，車いすの諸寸法のみならず，作業環境の諸寸法をはかり，走行のみならず移乗などのための空間もふまえた安全を確認することが必要である。また社会参加においては車いすに荷物を載せることがあり，そのときの安全性，とりわけ転倒がないように注意が必要である。

14.5.4　通信機器と電子支援機器

　言語コミュニケーションに重度に困難があるひとは拡大・代替コミュニケーション（Augmented and Alternative Communication：AAC）の活用が有益である。人工咽頭から人工内耳，点字ディスプレイや携帯用会話補助装置として VOCA（Voice Output Communication Aid）などがある。そのようなシステムは認知障碍の改善に大いに役に立つことができる。言語障碍があるひとは，呼び鈴1つであっても有効であり，ボタンを押すことが可能であり，遠隔操作が必要である場合はホームセンターなどで購入できるワイヤレス式のドアベル（呼び鈴）も活用できる。また，コードレスの電話や腕時計，ペンダント式の通信機器などの携帯端末，さらには

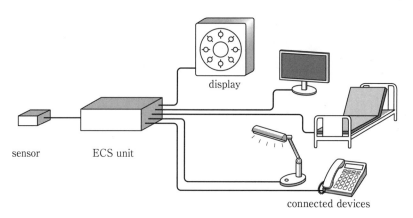

図 14.13 Environmental control unit for Activity of Daily Living, EADL

スマートフォンやタブレット，緊急通話システムでボタンを置き換えることができる．さらに，環境制御装置は四肢に障碍のあるひとが家庭電化製品を操作することが可能になる（図 14.13）．これらの機器を一般的なリモコン（Remote control）でボタン操作ができない場合，環境制御装置を経由させることで関節や筋の動きや姿勢変化，音声認識装置で操作が可能になる．これらのシステムは操作対象としてテレビ，ステレオ，固定電話，電灯，空調機，ナースコール（Nurse call）システムを操作対象とすることもできる．

14.5.5 義肢装具

四肢の切断（Amputation）や先天性の四肢形成不全（Limb hypoplasia）において使える補助器具として義肢（Limb prosthesis）がある．下肢の欠損をおぎなうのが義足（Lower limb prosthesis），上肢用を義手（Upper limb prosthesis）とよぶ．義肢は切断部位別の分類と機能による分類がある．義足においては，関節が固定された状態で歩くものから，1軸の回転関節もしくは多軸の回転関節構造の膝継手まである．そして，関節動作を油圧の流れを制御することで脚の振り出し時の動きや関節で発生できる抵抗力を調整する能力が付加された義足もある．さらに，コンピュータで関節に内蔵されたモータで蹴り出す力を制御する義足もある．義手は，外観を整えるための装飾（Aesthetic）義手から，ワイヤケーブルでフックの開閉を残存する肘・肩関節の動きで操作できる体内力源式能動（Body powered）義手，電池とモータを内蔵し手指の開閉動作をスイッチやセンサで制御できる電動（Electrically powered）義手，筋電位を操作信号とする電動義手を筋電（Myoelectric controlled）義手がある（図 14.14）．

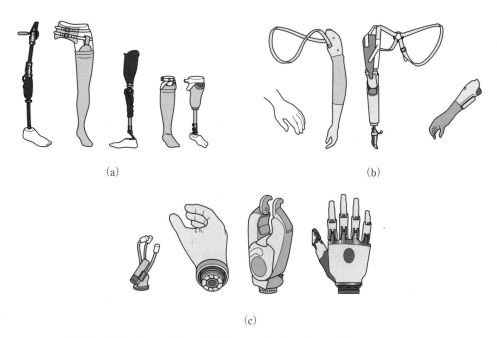

図 14.14 (a) Lower limb and (b) upper limb prosthesis, (c) prosthetic hand

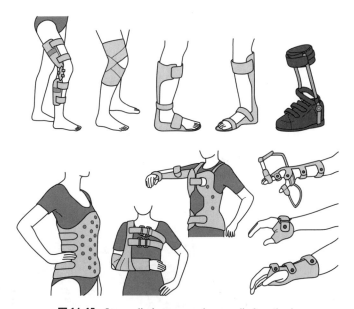

図 14.15 Lower limb, torso and upper limb orthosis

　装具（Orthosis）とは事故や病気や戦争などで四肢・体幹に機能障碍を負った場合において四肢・体幹の機能障碍の軽減を目的として使用する補助器具をいう。上肢装具，下肢装具，体幹装具に分類され，機能として変形を矯正する物や身体の機能を代償する物などがあり，コルセット（Cor-

14.5　日常生活支援機器　　199

set），サポータ（Supporter），ブレイス（Brace）ともよばれる。また，靴型装具として整形靴，手指の装具としてスプリント（Sprint）も含まれる（図 14.15）。

14.5.6 生活支援ロボット

手腕の機能を失い介護者に常時依存する四肢麻痺者を対象とした生活支援ロボットアーム（Assistive rehabilitation robot arm）の開発が進められている。その生活支援ロボットアームは大きく分けてワークステーション（据え置き）式，車いす搭載式の2つに分類される（図 14.16）。ワークステーション式は据え置き型のロボットアームからなる。ワークステーション式システムはロボットアームと決まった作業環境を構成するキット・パーツからなる。決まった作業環境内でのタスクを実行するため，ロボットの動作は完全にプログラムで記述でき，1つの操作指令で実行可能である。食事支援用の据え置き型ロボットはこのような機器で最も成功している事例である。また，車いす搭載式のロボットアームの動作は車いす搭乗者から直接操作される。車いす搭乗者は基礎的なコマンドで操作されることから，多用な場面で動作ができる自由度があるものの，作業を行うには，搭乗者に一定レベルの操作スキルが求められるため，使用にあたっては訓練が必要となる。ロボットの操作にキーボード入力や音声認識を用いるにはより高い集中力を一定時間以上保つことが求められ，多大な労力を必要とする。重度の障碍のある使用者であっても負荷が最小限で自動的に実行できるエラーフリーの簡潔な操作が可能になることが，このようなシステムが支援機器として受け入れられ実用になるうえで強く求められている。

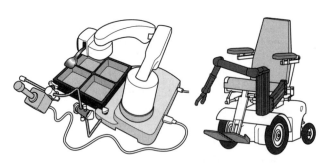

図 14.16 Feeding assist robot and wheelchair mounted systems

参考文献

1) Hsu JD, Michael J, Fisk J：AAOS Atlas of Orthoses and Assistive Devices. 4th Revised edition, Elsevier-Health Sciences Division, 2008.
2) Shurr DG, Michael JW, Cook TM：Prosthetics and Orthotics. Prentice Hall, 2002.
3) 厚生労働省社会・援護局障害保健福祉部企画課，「国際生活機能分類―国際障害分類改訂―」（日本語版）の厚生労働省ホームページ掲載について：http://www.mhlw.go.jp/houdou/2002/08/h0805-1.html
4) コムラ製作所　独立宣言 ローザ コンパクトシート仕様（DSRS-C）電動昇降座椅子：http://www.komura.co.jp/products/roza/index.html
5) HearingLoop.org：http://www.hearingloop.org/
6) 自助具・自立支援　食事用品販売　ユニバーサルデザインカトラリー：http://www.ud-cutlery.ec-various.com/
7) テクノツール　アームサポート　MOMO：https://www.ttools.co.jp/product/hand/momo/index.html
8) ToTo Ltd., Washlet：http://asia.toto.com/washlet/
9) Joseph Joseph c-pump：https://www.josephjoseph.com/en-us/c-pump
10) FranceBed 介護軽減　背上げらくベッド：http://www.francebed.co.jp/medical/index.html
11) 有薗製作所　姿勢保持装置　MIUライト：http://www.arizono.co.jp/top/seihin/shisei00.html
12) 財団法人テクノエイド協会：http://www.techno-aids.or.jp/kaigo/item01.shtml
13) 市川洌：暮らしを支える生活機器―環境制御装置を取り入れた生活支援―，ノーマライゼーション　障害者の福祉．日本障害者リハビリテーション協会, Vol. 17, No. 196, pp. 48-50, 1997.
14) 佐々木義肢製作所：http://sasaki-gishi.co.jp/goods/gishi/
15) オットーボック・ジャパン　マイオボック：http://www.ottobock.co.jp/prosthetic_ue/myoelectric/
16) Steeper bebionic hand：http://bebionic.com/the_hand
17) SECOM Co, Ltd. My Spoon：https://www.secom.co.jp/english/myspoon/
18) Assistive Innovation iARM：http://www.ttools.co.jp/robot/arm.html
19) 依田光正，塩田泰仁，ほか：福祉工学．理工図書，2011.
20) 市川熹，手嶋教之：福祉と情報技術．オーム社，2006.
21) 手嶋教之，米本清，ほか：基礎福祉工学．コロナ社，2009.

第15章 育児工学

15.1 保育・育児と工学技術

　育児工学（Engineering for childcare）という分野は1999年に日本ME学会（現・日本生体医工学会）の専門別研究会としてスタートした。医療や福祉，看護だけでなく，育児・保育においても工学技術の果たすべき役割があることが斎藤正男により提言された[1]。

　現在の我が国においては高齢化と合わせて少子化が進んでおり，2010年から総人口は減少傾向に入っている[2]。この問題は国内マーケットの縮小や労働人口の減少など「人数」に注目されがちだが，育児について考えたとき，人数だけでは捉えきれない面がある。

　子どもの数が少なくなるということはすなわち，育つ・育てる環境の変化も意味する。かつては年長の子どもが年下の面倒をみるのは当たりまえだったが，いまは夫婦あたりの子どもの数も減って弟妹のいないケースも増えた。年齢の違う隣近所の子どもどうしで遊ぶことも少なくなって，小さい子どもの面倒をみる機会が減っている。そのため若い親にとっては，はじめて触れるのが産まれた我が子というのがふつうになっており，子どもを産んだとしても，まだ首の据わらない赤ん坊の抱き方から教わらなければならないのが現状である。これでは育児に消極的だったり，不安をもったりする親たちが増えるのももっともである。

　かつては育児経験のある親や祖父母から手助けを得られたが，核家族化などで生活スタイルは変わってきており，地域でのつながりがつくりにくい場合は育児中の親が孤立してしまうことになる。携帯電話やスマートフォンの普及は新たな支援のつながりをつくることができるが，一方でネット検索やSNSで得られる情報が必ずしも正しいとは限らず，むしろ誤った内容に振り回されることも懸念される。

　このように社会状況の変化に加えて，テクノロジーの急速すぎる普及も育児を取りまく環境に大きく影響している。したがって今日，技術革新の

結果が人間社会にどのような影響を与えるかを考え，工学，医学，心理学や教育学など多分野で連携して学際的にこの問題に対処していくことが求められる。

ここで気を付けなければならないのは，育児の主体はあくまで親であり，テクノロジーはそれを支え助ける立場でなければならないということである[3]。つまり，機械やシステムが子どもの面倒をみるのではなく，親が自然と子どもに向きあうように導くくふうが望まれる。

15.2　子どもを対象とした計測

こうした「育児のための工学」でまず取り組まなければならないのは，子どもの心身状態を計測する手法の研究である。まだ自分がどう感じているかをうまく言葉で表現できない小さな子どもについては，製品や環境からどのような影響を受けているかを，さまざまな計測によって把握しなくてはならない。

計測対象である子どもについて，まず理解しておかなければならないのは，子どもの身体は大人の単なる縮小ではないということである。大人と比べると，子どもは相対的に頭が大きく重心バランスが異なっている。一般的に，出生時には4頭身であった身体バランスが，成人になると8頭身へと変化していく。また体幹に対して短かった四肢も，成長につれて長くなる[4]。

サイズだけでなく，身体組織の物性も年齢によって異なる。たとえば腹部皮膚の縦弾性係数（Longitudinal modulus of elasticity）について，新生児（18日）では 3.6×10^7 〔N/m^2〕に対して，成人（43歳）では 1.4×10^8 〔N/m^2〕というデータがある[5]。これは加齢にともなって身体組織の水分量が減少していく傾向にあるためで，単純に縮尺を変えただけでは，大人のデータを子どもに当てはめることはできないということがわかる。

したがって子どもを対象にして計測するさい，大人に比べて身長が低く体重が軽く，さまざまなパラメータが異なるので，大人用の計測装置を使ってしまうと計測結果の精度が悪くなることが考えられる。たとえば，歩行状態を計測するさいには床反力計（Force plate）を使って足と床面との間にかかる力をはかるが，子どもは体重が軽いためにそもそも計測される値が小さく，大人用に調節された計測レンジではS/N比が悪くなる。

身体面だけでなく心理状態の把握においても，言葉で自分の状態を表現できない小さな子どもでは，大人のように聞き取りやアンケートを適用で

きず，脈拍などの生理心理学的な計測方法によらなくてはならない。そして大人であれば許容できるような計測時の負担が，子どもを対象とした場合には問題になり，そのままでは使えない。とくに電極やプローブなど，身体に装着するようなものは，いやがったり注意がそちらに向いてしまったりして，計測の邪魔になってしまう。

また，装置自体だけではなく計測を行うさいの実際面についても，小さな子どもでは計測者の指示どおりに動かないことも多く，気分も安定しないので，同じ内容をくり返させるのはむずかしい。失敗したから計測をやりなおす，ということが大人と違って通用しないので，まずは対象児の気分がよいうちにとりあえずデータを記録しておき，あとからみなおして，有効な部分を抽出し解析するというような手法がしばしば用いられる。

このように，子どもを対象とした計測では，大人が被験者の場合とは違って，さまざまな制約条件を考慮しなくてはならず，身体に装着する部分が軽く小さく気にならないもの，あるいは非接触で計測できるものが求められる。こうした気付かれずに計測するくふうは，工学技術が大きく貢献しうる面である。

15.3　子どもの計測に関する研究事例

子どもに気付かれないように計測するため，センサを身のまわりのものに組み込んで生体信号を計測しようとする研究としては，たとえば植野らがマットレス上にシート状の電極を敷くことで，乳児の循環系計測を行っている[6]。

この研究の背景は，SIDS（乳幼児突然死症候群：Sudden Infant Death Syndrome）のリスクが懸念される場合のモニタリングとして電極を介した心電図や呼吸性変動の計測が行われるのだが，従来の粘着型電極ではかぶれや皮膚損傷といった問題が指摘されていた点である。そこで皮膚に直接触れずに電気的計測を行うため，炭素皮膜の導電性布を電極シートとして用い，衣服越しに心電図および呼吸性変動成分を計測する手法を提案している。

被験児の背面にあたる位置に，横長の電極シートを3枚敷いておき，それぞれを正極，負極，参照電極とし，計測された電圧から高周波成分を狭帯域心電図，低周波成分を呼吸性変動として分離した。乳児9名を対象とした実験結果では，体動がない状態では肌着を介していても安定して計測できており，心拍の検出も高精度に行えたことから，センサや処理方法の

くふうにより，家庭内での長時間モニタリングとして利用可能であることを報告している。

　また別の研究として，哺乳瓶の吸い口部分に力センサを内蔵することで，乳児の舌による吸啜動作（Sucking behavior）を計測するシステムを新川らが研究している[7]。哺乳行動の解明は乳児の発達過程や哺乳瓶デザインを考えるうえで重要だが，この研究は，これまで超音波画像などによる運動学的な計測が中心であったところに，力学的な計測手法を確立しようというものである。

　具体的には，舌が加える力を計測するセンサとして，歪みゲージ（Strain gauge）を貼り付けた片持梁4個を人工乳首内に組み込んでおり，これらから得られた値をもとに，乳児の舌が加える力の大きさだけでなく荷重中心位置も推定することで，より詳細に吸啜動作を解析可能としている。乳児3名による計測実験で得られた荷重波形から吸啜動作の頻度が確認できており，また舌尖部よりも舌根部により大きな力が検出されていることがわかった。荷重中心位置の軌跡からは，発達段階や個人差による吸啜動作の具体的な違いが認められたことが報告されている。これら力学的な側面はこの研究で開発されたシステムによってはじめてわかるものである。そして，ここで提案された手法は，通常使う哺乳瓶にセンサを内蔵することによって，乳児に負担をかけず，簡便な操作でリアルタイムに結果が得られるため，計測手法としてすぐれたものであると考えられる。

　これら2例の研究では，マットレスや哺乳瓶など日常使うものにセンサを内蔵することで，接触式でありながら子どもに気付かれないように計測するものであるが，非接触で計測する方法も有用である。たとえばサーモグラフィーによる体温分布計測や，カメラ映像による行動解析などが挙げられる。筆者らが行った音楽療法（Music therapy）評価の研究[8]では，障碍児を対象としていたために，いっそうの配慮が必要であった。計測によって対象児のやる気を削いでしまっては本末転倒となるので，カメラ記録された映像を運動解析（Motion analysis）するという非接触かつオフラインの手法をとった。

　また，追跡する関節位置に付けるマーカについても，通常の運動解析で用いられるボール状マーカでは，身体表面から突出してしまい運動の邪魔になることが考えられたため，テープ状のマーカを用いることで，影響を最小限に留めるよう配慮した。その結果として，音楽療法士の主観的な評価を裏付ける解析結果が得られ，音楽療法の評価をより定量的に行えるとともに，保護者に対するインフォームドコンセントにも有効に活用しうる

ことが明らかとなった。

　以上のように，さまざまにくふうして子どもの状態を計測することは，子ども本人だけでなく保護者や専門家など周囲の大人にとっても有用である。こうした子どもの周囲にセンサを配置してさまざまなデータを計測し役立てようという取り組みは，RFIDや無線LAN，位置センサやユビキタスネットワークなどを利用したSmart HomeやAmbient Technologyの応用分野の1つとして捉えることができるもので，今後さらに重要なテーマとなっていくと考えられる。

15.4　計測データの利用に関する研究事例

　これまで述べてきたような研究が進むことで，子どもの心身状態について，より多くのセンサから，より長時間の計測が行われるようになると，今度は得られたデータをどう活用していくか，という課題が生じる。

　この点に関する具体的な研究として，河田らは画像記録とコミュニケーションロボットの組み合わせをベースにした子ども見守りシステム（Child watch system）を提案している[9]。用いたロボットは「PaPeRo」（NEC製）で，遊びのときに目の部分に内蔵されたカメラで撮影することにより，子どものようすを記録しあとから把握できるようにしている。通常の室内設置カメラでは俯瞰的な映像しか撮影できないが，ロボット内蔵のカメラは子どもと同じ目線であるため，個々の子どもの表情をより詳しく捉えることができる。この撮影された画像はただ蓄積されていくのではなく，保育者のコメントが付けられてブログの形でサーバにアップロードされるので，保護者は好きなタイミングで閲覧できるようになっており，紙の連絡帳に比べてよりいっそう，保護者と保育者のコミュニケーションをサポートできるとしている。この研究では児童6名と保護者を対象に評価実験が行われ，このような画像情報が加えられた連絡帳システムが好評価を得たことから，働いている保護者にとって空き時間に自分の子どものようすを確認できることは大きな意義があるとともに，情報共有がスムーズになることで保育士のサポートにも役立つとしている。

　また，蓄積されたデータの活用について，間瀬らは状況パターンを認識することで何らかの動きを「イベント」と見なし抽出するシステムを報告している[10]。この研究ではウェアラブルコンピュータの一形態として，ぬいぐるみにカメラ，マイク，加速度センサ，接触圧センサ，温度センサなどを内蔵したものを考案し，これにより幼児期からのデータ蓄積が容易

になるとしている．ただ，単純な連続記録だけではデータ量が膨大になり，注目すべき箇所が埋もれてしまうので，ここでは画像と音声から特徴ベクトルを構成して隠れマルコフモデルを学習させ，大きな動きがあった時点にラベル付けを行う方法を提案している．最終的には，日常のようすをモニタリングし蓄積したデータから，有用なフィードバックを行えるようにすることをめざしている．

このように，子どもを対象とした計測により，個々の子どもの成長過程という縦断的な捉え方だけでなく，施設や地域全体などの横断的な収集まで考えればデータ量は膨大となり，いわゆるビッグデータとして機械学習などによる解析など，さらなる研究が望まれる．そして得られた知見をもとに，実際の保育環境や育児用品の設計，あるいは健全なコミュニケーションを支援するシステム構築に応用することが求められる．

参考文献

1) 斎藤正男：工学側からの育児支援．第 13 回日本 ME 学会秋季大会論文集，p. 137，1999．
2) 国立社会保障・人口問題研究所：日本の将来推計人口（平成 24 年 1 月推計），Ⅱ 推計結果の概要．http://www.ipss.go.jp/syoushika/tohkei/newest04/con2.html
3) 斎藤正男，川澄正史：IT で人はどうなる 人間重視の情報技術を．東京電機大学出版局，2003．
4) A. シェフラー，S. シュミット（著），三木明，井上貴央（訳）：からだの構造と機能．西村書店，p. 93，1998．
5) 日本機械学会（編）：バイオメカニクス概説．オーム社，p. 51，1993．
6) 山芳寛，植野彰規：容量型シートセンサを用いた乳児の狭帯域心電図および呼吸情報の簡易的無拘束計測．生体医工学，Vol. 47，No. 1，pp. 42-50，2009．
7) 新川拓也，河内了輔，ほか：力センサマトリックスを内蔵した舌―人工乳首接触圧のリアルタイム計測システム．生体医工学，Vol. 49，No. 3，pp. 501-507，2011．
8) 鈴木真，片岡幸代，ほか：音楽療法における自発動作評価への上肢運動解析の応用．ライフサポート，Vol. 21，No. 4，pp. 142-148，2009．
9) 河田博昭，高野陽介，ほか：幼児施設における保護者参加型子ども見守りシステムの提案．電子情報通信学会論文誌．D，Vol. 91，No. 12，pp. 2844-2853，2008．
10) 間瀬健二，ブライアン・クラークソン，米澤朋子：幼児期からのウェアラブルと Toy 型インタフェース．情報処理学会研究報告，Vol. 2001，No. 3，pp. 1-8，2001．

テクニカルターム集

1. Introduction
  Biomedical engineering：医用工学（いようこうがく）
  Medical engineering：医療工学（いりょうこうがく）
  Assistive engineering：福祉工学（ふくしこうがく）
  Life support technology：ライフサポートテクノロジー（らいふさぽーとてくのろじー）
  Aged society with a decreasing birthrate：少子高齢社会（しょうしこうれいしゃかい）
  Medical support technology：生命支援技術（せいめいしえんぎじゅつ）
  Care support technology：介護支援技術（かいごしえんぎじゅつ）
  Independence support technology：自立支援技術（じりつしえんぎじゅつ）
  Daily life support technology：生活支援技術（せいかつしえんぎじゅつ）
  Vocational support technology：就労支援技術（しゅうろうしえんぎじゅつ）
  Recreation support technology：余暇支援技術（よかしえんぎじゅつ）
  Social activity support technology：社会参加支援技術（しゃかいさんかしえんぎじゅつ）

2. Electrical properties of the human body
  Stimulation：刺激（しげき）
  Excitation：興奮（こうふん）
  Signal：シグナル（しぐなる）
  Neuron：神経細胞（しんけいさいぼう）
  Peripheral nerve：末梢神経（まっしょうしんけい）
  Electrical stimulation：電気刺激（でんきしげき）
  Action potential：活動電位（かつどうでんい）
  Resting potential：静止電位（せいしでんい）
  Resting membrane potential：静止膜電位（せいしまくでんい）
  Membrane potential：膜電位（まくでんい）
  Polarization：分極（ぶんきょく）
  Depolarization：脱分極（だつぶんきょく）
  Hyperpolarization：過分極（かぶんきょく）
  Overshoot：オーバーシュート（おーばーしゅーと）
  Repolarization：再分極（さいぶんきょく）
  Threshold (membrane) potential：閾（膜）電位〈しきい（まく）でんい〉
  All-or-none (nothing) law：全か無かの法則（ぜんかむかのほうそく）
  Ion permeability：イオン透過性（いおんとうかせい）
  Na^+, sodium ion：ナトリウムイオン（なとりうむいおん）
  K^+, potassium ion：カリウムイオン（かりうむいおん）
  Extracellular fluid：細胞外液（さいぼうがいえき）
  Intracellular fluid：細胞内液（さいぼうないえき）
  Plasma：血漿（けっしょう）
  Concentration gradient：濃度勾配（のうどこうばい）
  Potential gradient：電位勾配（でんいこうばい）

Chemical gradient：化学的勾配（かがくてきこうばい）

Electrochemical gradient：電気化学的勾配（でんきかがくてきこうばい）

Protein：タンパク質（たんぱくしつ）

Membrane protein：膜タンパク質（まくたんぱくしつ）

Ion channel：イオンチャネル（いおんちゃねる）

Patch-clamp method：パッチクランプ法（ぱっちくらんぷほう）

Voltage-gated ion channel：電位依存性イオンチャネル（でんいいぞんせいいおんちゃねる）

Amide bond：アミド結合（あみどけつごう）

Voltage-gated cation channel：電位依存性陽イオンチャネル（でんいいぞんせいよういおんちゃねる）

Voltage-gated Na^+ channel, Voltage-gated sodium ion channel：電位依存性 Na^+ チャネル（でんいいぞんせいなとりうむいおんちゃねる）

Open state：開状態（かいじょうたい）

Inactivated state：不活性状態（ふかっせいじょうたい）

Closed state：閉状態（へいじょうたい）

Voltage-gated K^+ channel, Voltage-gated potassium ion channel：電位依存性 K^+ チャネル（でんいいぞんせいかりうむいおんちゃねる）

Semipermeable membrane：半透膜（はんとうまく）

Diffusion：拡散現象（かくさんげんしょう）

Equilibrium condition：平衡状態（へいこうじょうたい）

Equilibrium potential：平衡電位（へいこうでんい）

Nernst equation：ネルンストの式（ねるんすとのしき）

K^+ leak channel：K^+ 漏洩チャネル（かりうむいおんろうえいちゃねる）

Goldman-Hodgkin-Katz equation：ゴールドマン－ホジキン－カッツの式（ごーるどまん－ほじきん－かっつのしき）

Sodium-potassium pump：Na^+-K^+ ポンプ（なとりうむいおん－かりうむいおんぽんぷ）

Nerve fiber：神経線維（しんけいせんい）

Neuron：ニューロン（にゅーろん）

Cell body, Soma：細胞体（さいぼうたい）

Dendrite：樹状突起（じゅじょうとっき）

Myelin sheath, Medullary sheath：髄鞘（ミエリン鞘）〈ずいしょう（みえりんしょう）〉

Myelinated nerve, Medullated nerve：有髄神経（ゆうずいしんけい）

Unmyelinated nerve, Nonmedullated nerve：無髄神経（むずいしんけい）

Myelinated nerve fiber：有髄神経線維（ゆうずいしんけいせんい）

Unmyelinated nerve fiber：無髄神経線維（むずいしんけいせんい）

Conduction：伝導（でんどう）

Saltatory conduction：跳躍伝導（ちょうやくでんどう）

Synapse：シナプス（しなぷす）

Presynaptic neuron：シナプス前ニューロン（しなぷすぜんにゅーろん）

Postsynaptic neuron：シナプス後ニューロン（しなぷすこうにゅーろん）

Neuromuscular junction：神経筋接合部（しんけいきんせつごうぶ）

Synaptic knob：シナプス小頭（しなぷすしょうとう）

Synaptic cleft：シナプス間隙（しなぷすかんげき）

Postsynaptic membrane：シナプス後膜（しなぷすこうまく）

Nerve terminal：神経末端（しんけいまったん）
Synaptic vesicle：シナプス小胞（しなぷすしょうほう）
Neurotransmitter：神経伝達物質（しんけいでんたつぶっしつ）
Chemotransmitter：化学伝達物質（かがくでんたつぶっしつ）
Receptor：受容体（じゅようたい）
Transmitter-gated ion channel：伝達物質依存性イオンチャネル（でんたつぶっしついぞんせいいおんちゃねる）
Postsynaptic potential：シナプス後電位（しなぷすこうでんい）
Excitatory synapse：興奮性シナプス（こうふんせいしなぷす）
Excitatory Postsynaptic Potential；EPSP：興奮性シナプス後電位（こうふんせいしなぷすこうでんい）
Inhibitory synapse：抑制性シナプス（よくせいせいしなぷす）
Inhibitory Postsynaptic Potential；IPSP：抑制性シナプス後電位（よくせいせいしなぷすこうでんい）
Unidirectional transmission：一方向性伝達（いちほうこうせいでんたつ）
Synaptic delay：シナプス遅延（しなぷすちえん）
Fatigue：疲労（ひろう）
Summation of excitation：興奮の加重（こうふんのかじゅう）
Grand postsynaptic potential：総シナプス後電位（そうしなぷすこうでんい）
Axon hillock：軸索起始部（じくさくきしぶ）
Temporal summation：時間的加重（じかんてきかじゅう）
Spatial summation：空間的加重（くうかんてきかじゅう）
End-plate：終板（しゅうばん）
Acetyl choline：アセチルコリン（あせちるこりん）
γ aminobutyric acid（GABA）：γアミノ酪酸（がんまあみのらくさん）

3. Measurements and signal processing

Passive measurement：受動的測定（じゅどうてきそくてい）
Active measurement：能動的測定（のうどうてきそくてい）
Error：測定誤差（そくていごさ）
Significant digit：有効数字（ゆうこうすうじ）
International system of units：SI 単位系（えすあいたんいけい）
Analog signal：アナログ信号（あなろぐしんごう）
Digital signal：ディジタル信号（でぃじたるしんごう）
Sampling interval：サンプリング間隔（周期）〈さんぷりんぐかんかく（しゅうき）〉
Sampling frequency：サンプリング周波数（さんぷりんぐしゅうはすう）
Sampling theorem：標本化定理（ひょうほんかていり）※またはサンプリング定理
Fourier's theorem：フーリエの定理（ふーりえのていり）
Fourier series：フーリエ級数（ふーりえきゅうすう）
Frequency spectrum：周波数スペクトル（しゅうはすうすぺくとる）
Frequency analysis：周波数解析（しゅうはすうかいせき）
Frequency resolution：周波数分解能（しゅうはすうぶんかいのう）
Fourier transform：フーリエ変換（ふーりえへんかん）
Window function：窓関数（まどかんすう）

Digital filter：ディジタルフィルタ（でぃじたるふぃるた）
Impulse response：インパルス応答（いんぱるすおうとう）
Transfer function：伝達関数（でんたつかんすう）
Amplitude response：振幅特性（しんぷくとくせい）
Phase response：位相特性（いそうとくせい）
Gibb's phenomenon：Gibb's 現象（ぎっぶすげんしょう）
Cut-off frequency：カットオフ周波数（かっとおふしゅうはすう）
Low-pass filter：低域通過フィルタ（ていいきつうかふぃるた）
High-pass filter：高域通過フィルタ（こういきつうかふぃるた）
Band-pass filter：帯域通過フィルタ（たいいきつうかふぃるた）
Band-reject filter：帯域除去フィルタ（たいいきじょきょふぃるた）

4. Electrical measurements of the body

Polarizing voltage：分極電圧（ぶんきょくでんあつ）
Non-polarizing electrode：不分極電極（ふぶんきょくでんきょく）
Silver-silver chloride electrode：銀-塩化銀電極（ぎん-えんかぎんでんきょく）
Electroencephalogram；EEG：脳波（のうは）
Ripple wave：さざ波（さざなみ）
Hump：瘤波（りゅうは）
Spindle：紡錘波（ぼうすいは）
Rapid Eye Movement；REM：急速眼球運動（きゅうそくがんきゅううんどう）
Electromyogram；EMG：筋電図（きんでんず）
Electrooculogram：眼電図（がんでんず）
Electronystagmogram：眼振図（がんしんず）
Diastole：拡張期（かくちょうき）
Systole：収縮期（しゅうしゅくき）
Pacemaker：ペースメーカ（ペーすめーか）
Excitation conducting system：刺激伝導路（しげきでんどうろ）
Sinoatrial node：洞房結節（どうぼうけっせつ）
Atrioventricular node：房室結節（ぼうしつけっせつ）
Bundle of His：ヒス束（ひすそく）
Right bundle branch：右脚（うきゃく）
Left bundle branch：左脚（さきゃく）
Purkinje fiber：プルキンエ線維（ぷるきんえせんい）
Electrocardiogram；ECG：心電図（しんでんず）
Standard limb leads：標準肢誘導（ひょうじゅんしゆうどう）
Einthoven：アイントーヘン（あいんとーへん）
Einthoven's triangle：アイントーヘンの三角形（あいんとーへんのさんかくけい）
Unipolar limb leads：単極肢誘導（たんきょくしゆうどう）
Central terminal：中心電極（ちゅうしんでんきょく）
Augmented unipolar limb leads：増高単極肢誘導（ぞうこうたんきょくしゆうどう）
Unipolar precordial leads：単極胸部誘導（たんきょくきょうぶゆうどう）

5. Biomagnetic field measurement

Electromagnetic phenomena：電磁気現象（でんじきげんしょう）
Biomagnetic field measurement：生体磁気計測（せいたいじきけいそく）
Biomagnetic field：生体磁界（せいたいじかい）
Magnetic substance：磁性体（じせいたい）
Biomagnetic signal：生体磁気信号（せいたいじきしんごう）
Current source：電流源（でんりゅうげん）
Potential difference：電位差（でんいさ）
Magnetic sensor：磁気センサ（じきせんさ）
Electroencephalogram；EEG：脳波図（のうはず）
Magnetoencephalogram；MEG：脳磁図（のうじず）
Magnetocardiogram；MCG：心磁図（しんじず）
Magnetomyogram；MMG：筋磁図（きんじず）
Electrooculogram；EOG：眼電図（がんでんず）
Magnetooculogram；MOG：眼磁図（がんじず）
Magnetic particle：磁気粒子（じきりゅうし）
Magnetization：磁化（じか）
Magnetopenumogram；MPG：肺磁図（はいじず）
Superconducting Quantum Interference Device；SQUID：超伝導量子干渉素子（ちょうでんどうりょうしかんしょうそし）
Radio Frequency alternating current；RF：高周波交流電源（こうしゅうはこうりゅうでんげん）
Action potential：活動電位（かつどうでんい）
Goodness of fit：適合度（g 値）（てきごうど）
Transcranial Magnetic Stimulation；TMS：経頭蓋磁気刺激法（けいとうがいじきしげきほう）

6. Physiochemical measurements of the body

Blood：血液（けつえき）
Blood cell：血球（けっきゅう）
Plasma：血漿（けっしょう）
Hematocrit；Ht：ヘマトクリット値（へまとくりっとち）
Red cell, Erythrocyte：赤血球（せっけっきゅう）
Oxygen：酸素（さんそ）
Carbon dioxide：二酸化炭素（にさんかたんそ），炭酸ガス（たんさんがす）
White cell, Leucocyte：白血球（はっけっきゅう）
Platelet：血小板（けっしょうばん）
Fibrinogen：繊維素原（せんいそげん）
Dissociation constant：解離定数（かいりていすう）
Henderson-Hasselbalch equation：Henderson-Hasselbalch の式（へんだーそん・はっせるばるひのしき）
Hemorheology：血液のレオロジー（けつえきのれおろじー）
Reynolds number：レイノルズ数（れいのるずすう）
Viscosity：粘性（ねんせい）
Non-Newtonian fluid：非ニュートン流体（ひにゅーとんりゅうたい）

Shear rate：ずり速度（ずりそくど）
Shear stress：ずり応力（ずりおうりょく）
Casson plot：キャッソンプロット（きゃっそんぷろっと）
Yield value：降伏値（こうふくち）
Newtonian fluid：ニュートン流体（にゅーとんりゅうたい）
Serum：血清（けっせい）
Sigma phenomenon：シグマ現象（しぐまげんしょう）
Pulsatile flow：拍動流（はくどうりゅう）
Systolic pressure；P_S：収縮期圧（しゅうしゅくきあつ）
Diastolic pressure；P_D：拡張期圧（かくちょうきあつ）
Invasion (Invasive)：観血式（かんけつしき）
Non-invasion (Non-invasive)：非観血式（ひかんけつしき）
Low invasion：低侵襲（ていしんしゅう）
Manchette：マンシェット（まんしぇっと）
Korotokoff sound：コロトコフ音（ころとこふおん）
No invasion：非侵襲（ひしんしゅう）
Electromagnetic rheometer：電磁血流計（でんじけつりゅうけい）
Ultrasound doppler rheometer：超音波ドップラ血流量計（ちょうおんぱどっぷらけつりゅうりょうけい）

7. Apparatus for measuring respiratory (pulmonary) functions
Pulse oximeter：パルスオキシメータ（ぱるすおきしめーた）
$PaCO_2$：動脈血二酸化炭素分圧（どうみゃくけつにさんかたんそぶんあつ）
Capnometer：カプノメータ（かぷのめーた）
Capnograph：カプノグラム（かぷのぐらむ）

8. MEMS in biomedical measurement and analysis
Micro Electro Mechanical Systems；MEMS：メムス（めむす）
Scaling effect：スケール効果（すけーるこうか）
Piezoelectric effect：圧電効果（あつでんこうか）
Piezoresistive effect：ピエゾ抵抗効果（ぴえぞていこうこうか）
Photoelectric effect：光電効果（こうでんこうか）
Static actuator：静電アクチュエータ（せいでんあくちゅえーた）
Electrowetting：エレクトロウェッティング（えれくとろうぇってぃんぐ）
Lab on a chip：ラボオンチップ（らぼおんちっぷ）
Human on a chip：ヒューマンオンチップ（ひゅーまんおんちっぷ）
Organ on a chip：オーガンオンチップ（おーがんおんちっぷ）
Body on a chip：ボディオンチップ（ぼでぃおんちっぷ）

9. Medical imaging
Continuum X-ray：連続 X 線（れんぞくえっくすせん）
Characteristic X-ray：特性 X 線（とくせいえっくすせん）
Computed Radiography；CR：コンピュータ X 線撮影（こんぴゅーたえっくすせんさつえい）
Imaging Plate；IP：イメージングプレート（いめーじんぐぷれーと）

Digital Radiography；DR：ディジタルラジオグラフィ（でぃじたるらじおぐらふぃ）
Flat Panel Detector；FPD：フラットパネルディテクタ（ふらっとぱねるでぃてくた）
X-ray Computed Tomography；X線CT（しーてぃー）
Translate-Rotate method；T-R（Translate-Rotate）方式（とらんすれいと/ろーてーとほうしき）
Rotate-Rotate method；R-R（Rotate-Rotate）方式（ろーてーと/ろーてーとほうしき）
Stationary-Rotate method；S-R（Stationary-Rotate）方式（すてーしょなり/ろーてーとほうしき）
Reconstruction：再構成（さいこうせい）
Back projection：逆投影法（ぎゃくとうえいほう）
Iterative reconstruction：逐次近似法（ちくじきんじほう）
Filtered back projection：フィルタ補正逆投影法（ふぃるたほせいぎゃくとうえいほう）
Magnetic Resonance Imaging；MRI：磁気共鳴画像法（じききょうめいがぞうほう）
Magnetic resonance：磁気共鳴（じききょうめい）
Precession：歳差運動（さいさうんどう）
Parallel：順平行（じゅんへいこう）
Anti-parallel：逆平行（ぎゃくへいこう）
Radio Frequency；RF：電磁波（でんじは）
Resonance frequency：共鳴周波数（きょうめいしゅうはすう）
Relaxation：緩和（かんわ）
Free Induction Decay；FID：自由誘導減衰（じゆうゆうどうげんすい）
Slice selection method：選択励起法（せんたくれいきほう）
Gradient magnetic field：傾斜磁界（けいしゃじかい）
MR angiography：血流画像撮影（けつりゅうがぞうさつえい）
Linear scan：リニアスキャン（りにあすきゃん）
Sector scan：扇型スキャン（おうぎがたすきゃん）
Anatomical image：形態画像（けいたいがぞう）
Functional image：機能画像（きのうがぞう）
Single Photon Emission Computed Tomography；SPECT：単一光子放射断層撮影・スペクト（たんいつこうしほうしゃだんそうさつえい・すぺくと）
Positron Emission Tomography；PET：陽電子放射断層撮影・ペット（ようでんしほうしゃだんそうさつえい・ぺっと）
Radio Isotope；RI：放射性同位体（ほうしゃせいどういたい）
Nuclide：核種（かくしゅ）
Annihilation：対消滅（ついしょうめつ）
Functional MRI；fMRI：機能的MRI（きのうてきえむあーるあい）
Echo Planar Imaging；EPI：エコープラナー法（えこーぷらなーほう）
Blood Oxygen Level Dependent；BOLD：BOLD効果（ぼーるどこうか）
Statistical Parametric Mapping；SPM：スタティスティカル パラメトリック マッピング（すたてぃすてぃかるぱらめとりっくまっぴんぐ）
Digital Imaging and Communication in Medicine；DICOM規格：ダイコム（だいこむ）
Modality：撮影装置（さつえいそうち）
Vender：ベンダー（べんだー）

10. Artificial Organs

Artificial heart valve：人工弁（じんこうべん）
Knitted Dacron：ニッテッドダクロン（にってっどだくろん）
Woven Dacron：ウーブンダクロン（うーぶんだくろん）
Porosity：有孔性（ゆうこうせい）
Artificial heart-lung machine, Cardiopulmonary bypass；CPB：人工心肺装置（じんこうしんぱいそうち）
Extracorporeal circulation；ECC：体外循環装置（たいがいじゅんかんそうち）
Roller pump：ローラポンプ（ろーらぽんぷ）
Centrifugal pump：遠心ポンプ（えんしんぽんぷ）
Cone type：コーン型（こーんがた）
Impeller type：インペラ型（いんぺらがた）
Artificial lung：人工肺（じんこうはい）
Percutaneous Cardiopulmonary Support；PCPS：経皮的心肺補助装置（けいひてきしんぱいほじょそうち）
Extracorporeal Membrane Oxygenation；ECMO：体外式膜型人工肺（えくも：たいがいしきまくがたじんこうはい）
Membrane oxygenator：膜型人工肺（まくがたじんこうはい）
True membrane：均質膜（きんしつまく）
Microporous membrane：多孔質膜（たこうしつまく）
Hollow fiber：中空糸（ちゅうくうし）
Cardiac pacemaker：ペースメーカ（ぺーすめーか）
Artificial heart：人工心臓（じんこうしんぞう）
Total artificial heart：全置換型人工心臓（ぜんちかんがたじんこうしんぞう）
Ventricular assist device：補助人工心臓（ほじょじんこうしんぞう）
Pulsatile pump：拍動流ポンプ（はくどうりゅうぽんぷ）
Nonpulsatile pump：定常流ポンプ（ていじょうりゅうぽんぷ）
Left Ventricular Assist Device；LVAD：左心補助人工心臓（さしんほじょじんこうしんぞう）
Right Ventricular Assist Device；RVAD：右心補助人工心臓（うしんほじょじんこうしんぞう）
Biventricular Assist Device；BiVAD：両心補助人工心臓（りょうしんほじょじんこうしんぞう）
Bridge to Transplantation；BTT：心臓移植への橋渡し（しんぞういしょくへのはしわたし）
Bridge to Decision；BTD：移植適応判断ができるまでの救命手段（いしょくてきおうはんだんができるまでのきゅうめいしゅだん）
Bridge to Candidacy；BTC：移植適応判断の留保（いしょくてきおうはんだんのりゅうほ）
Bridge to Bridge；BTB：体内埋込LVADへの切り替え（たいないうめこみえるぶいえいでぃーへのきりかえ）
Destination Therapy；DT：長期在宅治療（ちょうきざいたくちりょう）
Bridge to Recovery；BTR：VADを装着による心機能の回復（ぶいえいでぃーをそうちゃくによるしんきのうのかいふく）
Metabolic system：代謝系（たいしゃけい）
Blood purification treatment：血液浄化療法（けつえきじょうかりょうほう）
Artificial kidney：人工腎臓（じんこうじんぞう）
Membrane separation：膜分離（まくぶんり）

Blood dialysis：血液透析（けつえきとうせき）
Blood anticoagulant：血液抗凝固剤（けつえきこうぎょうこざい）
Heparin：ヘパリン（へぱりん）
Keel type：キール型（きーるがた）
Coil type：コイル型（こいるがた）
Hollow fiber type：中空繊維型（ちゅうくうせんいがた）
External shunts：体外シャント（たいがいしゃんと）
Internal shunts：体内シャント（たいないしゃんと）
Acute renal failure：急性腎不全（きゅうせいじんふぜん）
Chronic renal failure：慢性腎不全（まんせいじんふぜん）
Filtration type artificial kidney：濾過型人工腎臓（ろかがたじんこうじんぞう）
Pre-dilution method：前希釈法（ぜんきしゃくほう）
Post-dilution method：後希釈法（こうきしゃくほう）
Adsorption type artificial kidney：吸着型人工腎臓（きゅうちゃくがたじんこうじんぞう）
Peritoneum dialysis：腹膜透析法（ふくまくとうせきほう）
Hepatic failure：肝不全（かんふぜん）
Artificial liver：人工肝臓（じんこうかんぞう）
Hepatic assist：補助肝臓（ほじょかんぞう）
Plasmapheresis：血漿交換（けっしょうこうかん），プラズマフェレーシス（ぷらずまふぇれーしす）
Hepatitis fulminant：劇症肝炎（げきしょうかんえん）
Glucose density (blood sugar level)：ブドウ糖濃度（血糖値）〈ぶどうとうのうど（けっとうち）〉
Insulin：インシュリン（いんしゅりん）
Pancreas β cell：膵β細胞（すいべーたさいぼう）
Artificial pancreas：人工膵臓（じんこうすいぞう）
Diabetes mellitus：糖尿病（とうにょうびょう）
Glucagon：グルカゴン（ぐるかごん）
Pancreas α cell：膵α細胞（すいあるふぁさいぼう）

11. Therapeutic Devices
Endoscope：内視鏡（ないしきょう）
Body cavity：体腔〈たいくう（たいこう）〉
Objective lens：対物レンズ（たいぶつれんず）
Image guide：イメージガイド（いめーじがいど）
Imaging device：撮像素子（さつぞうそし）
Light source：光源（こうげん）
Light guide：ライトガイド（らいとがいど）
Flexible scope：軟性内視鏡（なんせいないしきょう）
Rigid scope：硬性鏡（こうせいきょう）
Capsule endoscope：カプセル内視鏡（かぷせるないしきょう）
Trocar：トロッカ（とろっか）
Laparoscopic surgery：腹腔鏡下手術（ふくくうきょうかしゅじゅつ），腹腔鏡下外科手術（ふくくうきょうかげかしゅじゅつ）

Thoracoscopic surgery：胸腔鏡下手術（きょうくうきょうかしゅじゅつ）
Fetoscopic surgery：胎児鏡下手術（たいじきょうかしゅじゅつ）
Ultrasonic endoscope：超音波内視鏡（ちょうおんぱないしきょう）
Computer Aided Surgery；CAS：コンピュータ外科（こんぴゅーたげか）
3-D medical image：医用三次元画像（いようさんじげんがぞう）
Segmentation：セグメンテーション（せぐめんてーしょん）
Classification：クラシフィケーション（くらしふぃけーしょん）
Voxel model：ボクセル モデル（ぼくせるもでる）
Wireframe model：ワイヤフレームモデル（わいやふれーむもでる）
Surface model：サーフェースモデル（さーふぇいすもでる）
Pseudo 3-dimensional display：疑似三次元表示（ぎじさんじげんひょうじ）
Binocular stereoscope：両眼立体視（りょうがんりったいし）
Parallax：視差（しさ）
Real 3-dimensional display：実三次元画像表示（じつさんじげんがぞうひょうじ）
Angle of convergence：輻輳角（ふくそうかく）
Focus：焦点（しょうてん）
Integral photography：インテグラルフォトグラフィ（いんてぐらるふぉとぐらふぃ）
Fly's eye lens：蝿の目レンズ（はえのめれんず）
Augmented reality：拡張現実感（かくちょうげんじつかん）
Surgical robot：手術支援ロボット（しゅじゅつしえんろぼっと）
ROBODOC：ロボドック（ろぼどっく）
Total knee prosthesis：人工膝関節（じんこうしつかんせつ）
Total hip prosthesis：人工股関節（じんこうこかんせつ）
da Vinci：ダ・ヴィンチ（だ・ゔぃんち）
Naviot：ナビオット（なびおっと）
Laparoscope operation robot：腹腔鏡操作ロボット（ふくくうきょうそうさろぼっと）
VECTLASER：ベクトレーザ（べくとれーざ）
Multi joint's flexural forceps：多関節リンク機構マニピュレータ鉗子（たかんせつりんくきこうまにぴゅれーたかんし）
Rigid-flexible shaft：柔剛可変ガイド管（じゅうごうかへんがいどかん）
Single port surgery；SPS：シングルポート手術（しんぐるぽーとしゅじゅつ）
Natural Orifice Transluminal Endoscopic Surgery；NOTES：自然開口部越経管腔的内視鏡手術（しぜんかいこうぶえっけいかんくうてきないしきょうしゅじゅつ）
Percutaneous Coronary Intervention；PCI：冠動脈インターベンション（かんどうみゃくいんたーべんしょん）
Percutaneous transluminal coronary intervention：経皮的冠動脈形成術（けいひてきかんどうみゃくけいせいじゅつ）
Trans Femoral coronary Intervention；TFI：経大腿動脈冠動脈インターベンション（けいだいたいどうみゃくかんどうみゃくいんたーべんしょん）
Trans Brachial coronary Intervention；TBI：経上腕動脈冠動脈インターベンション（けいじょうわんどうみゃくかんどうみゃくいんたーべんしょん）
Trans Radial coronary Intervention；TRI：経橈骨動脈冠動脈インターベンション（けいとうこつどうみゃくかんどうみゃくいんたーべんしょん）
Bare Metal Stent；BMS：ベアメタルステント（べあめたるすてんと）

Drug-Eluting Stent；DES：薬剤溶出ステント（やくざいようしゅつすてんと）
Atherosclerotic Renal Artery Stenosis；ARAS：動脈硬化性腎動脈狭窄症（どうみゃくこうかせいじんどうみゃくきょうさくしょう）
Paclitaxel Eluting Stent；PES：パクリタキセル溶出ステント（ぱくりたきせるようしゅつすてんと）
Sirolimus Eluting Stent；SES：シロリムス溶出ステント（しろりむすようしゅつすてんと）
Everolimus Eluting Stent；EES：エベロリムス溶出ステント（えべろりむすようしゅつすてんと）
Percutaneous Transluminal Coronary Rotational Ablation；PTCRA：経皮的高速回転式冠動脈粥腫切除術（けいひてきこうそくかいてんしきかんどうみゃくじゅくしゅせつじょじゅつ）
Intravascular Ultrasound；IVUS：血管内超音波法（けっかんないちょうおんぱほう）

12. Biomedical materials
Biomaterials：生体材料（せいたいざいりょう）
Biocompatibility：生体適合性（せいたいてきごうせい）
Blood compatibility：血液適合性（けつえきてきごうせい）
Antithrombosis：抗血栓性（こうけっせんせい）

13. Surgical Devices and Safety
Intermittent Positive Pressure Ventilation；IPPV：間欠的陽圧換気（かんけつてきようあつかんき）
Continuous Positive Airway Pressure；CPAP：持続的気道陽圧法（じぞくてききどうようあつほう）
Sleep Apnea Syndrome；SAS：睡眠時無呼吸症候群（すいみんじむこきゅうしょうこうぐん）

14. Assistive Devices
Disabled person：障碍者（しょうがいしゃ）
Elderly / Senior person：高齢者（こうれいしゃ）
Assistive engineering：福祉工学（ふくしこうがく）
Caretaker / Caregiver：介護者（かいごしゃ）
Assistive product：支援機器（しえんきき）
Person with disability：障碍のあるひと（しょうがいのあるひと）
Assistive device：福祉用具（ふくしようぐ）
Assistive technology：支援技術（しえんぎじゅつ）
Universal design：ユニバーサルデザイン（ゆにばーさるでざいん）
Self-care device：自助具（じじょぐ）
Gatch bed：背上げ機能付ベッド（せあげきのうつきべっど）
High-Low bed：ハイローベッド（はいろーべっど）
Sitting and positioning system：姿勢保持機器（しせいほじきき）
Cane and clutch：歩行補助杖（ほこうほじょつえ）
Walker：歩行器（ほこうき）
Wheelchair：車いす（くるまいす）
Augmented and Alternative Communication；AAC：拡大・代替コミュニケーション（かくだい・だいたいこみゅにけーしょん）

Limb prosthesis：義肢（ぎし）
Orthosis：装具（そうぐ）
Assistive rehabilitation robot arm：生活支援ロボットアーム（せいかつしえんろぼっとあーむ）

15. Engineering for Childcare

Engineering for childcare：育児工学（いくじこうがく）
Longitudinal modulus of elasticity：縦弾性係数（たてだんせいけいすう）
Force plate：床反力計（ゆかはんりょくけい）
Sudden Infant Death Syndrome；SIDS：乳幼児突然死症候群（にゅうようじとつぜんししょうこうぐん）
Strain gauge：歪みゲージ（ひずみげーじ）
Music therapy：音楽療法（おんがくりょうほう）
Motion analysis：運動解析（うんどうかいせき）
Child watch system：子ども見守りシステム（こどもみまもりしすてむ）

索　引

欧　文

γアミノ酪酸　31

BOLD効果　102
BTB　124
BTC　124
BTD　124
BTR　124
BTT　123

CR　88

da Vinci　151
DICOM規格　102
DR　88
DT　124

EPI法　102

FIR　43
FPD　88

g値　67
Gibb's現象　44

Henderson-Hasselbalchの式　72
High-Low Bed　193

IP　88

K^+漏洩チャネル　16

MEMS　83
Micro Electro Mechanical Systems　85
MRI　93

Na^+-K^+ポンプ　18
Naviot　152
NOTES　155

PET　100
Protein　10

R-R方式　91
ROBODOC　150

S-R方式　91
SI単位系　34
SPECT　100
SPM　102
Standard limb leads　54

T-R方式　90

VADを装着による心機能の回復　124
VECTLASER　152
VOCA　197

X線CT　90

あ　行

アイントーヘン　55
アイントーヘンの三角形　55
アクセシブルデザイン　190
アセチルコリン　31
アーチファクト　92
圧電効果　83
アナログ信号　37
アミド結合　10
アームサポート　191

イオンチャネル　10
イオン透過性　8

育児工学　203
移植適応判断ができるまでの救命手段　124
移植適応判断の留保　124
位相特性　44
一方向性伝達　28
イメージガイド　135
イメージングプレート　88
医用工学　1
医用三次元画像　144
医療工学　1
インクルーシブデザイン　190
インシュリン　133
インテグラルフォトグラフィ　146
インパルス応答　43
インペラ型　113

右脚　52
右心補助人工心臓　123
ウーブンダクロン　109
運動解析　206

エベロリムス溶出ステント　160
エレクトロウェッティング　83
遠心ポンプ　111

扇型スキャン　99
オーガンオンチップ　84
オーバーシュート　8
音楽療法　206
温水洗浄式の便座　192
音声認識装置　198

か 行

介護支援技術　2
介護者　183, 193
開状態　11
介助者　189
解離定数　72
化学的勾配　9
化学伝達物質　26
拡散現象　14
核種　101

拡大・代替コミュニケーション　197
拡張期　51
拡張期圧　75
拡張現実感　146
画像カート　152
片麻痺　194
活動電位　6, 65
カットオフ周波数　44
カナディアンクラッチ　194
カプセル内視鏡　135
カプノグラム　81
カプノメータ　80, 81
過分極　8
カリウムイオン　8
環境制御装置　198
観血式　75
観血式血流計測　76
間欠的陽圧換気　180
眼磁図　60
眼振図　50
眼電図　50, 60
冠動脈インターベンション　156
肝不全　130
緩和　94

機械弁　105
義肢　198
疑似三次元表示　145
義手　198
義足　198
機能画像　100
機能的MRI　102
気腹法　139
逆投影法　91
逆平行　93
逆問題　66
逆流防止弁機能　139
キャッソンの式　73
キャッソンプロット　73
急性腎不全　127
急速眼球運動　49
吸着型人工腎臓　129

吸啜動作　206
狭義の福祉工学　2
胸腔鏡下手術　138
共鳴周波数　94
キール型　126
銀-塩化銀電極　47
筋磁図　60
均質膜　115
金属材料　164
筋電義手　198
筋電図　50

空間的加重　29
クラシフィケーション　144
グルカゴン　133
車いす　195

傾斜磁界　95
経上腕動脈冠動脈インターベンション　157
形態画像　100
経大腿動脈冠動脈インターベンション　157
経頭蓋磁気刺激法　68
経橈骨動脈冠動脈インターベンション　157
経皮的冠動脈形成術　156
経皮的高速回転式冠動脈粥腫切除術　160
経皮的心肺補助装置　114
劇症肝炎　132
血圧計測　75
血液　71
血液凝固系　171
血液抗凝固剤　126
血液浄化療法　125, 132
血液適合性　171
血液適合性材料　170
血液透析　125
血液のpH　72
血液のレオロジー　72
血管内超音波法　160
血球　71
血漿　9, 71
血漿交換　132
血小板　71

血清　74
血流画像撮影　97

コイル型　126
高域通過フィルタ　44
後希釈法　128
広義の福祉工学　3
抗血栓性　172
抗血栓性材料　172
光源　135
高周波交流電流　61
硬性鏡　135
光電効果　83
降伏値　74
降伏点　74
興奮　5
高分子材料　168
興奮性シナプス　26
興奮性シナプス後電位　26
興奮の加重　29
興奮の伝導　20
高齢者　181, 189
国際生活機能分類　188
国際単位系　34
子ども見守りシステム　207
ゴールドマン－ホジキン－カッツの式　17
コロトコフ音　76
コーン型　113
コンピュータX線撮影　88
コンピュータ外科　144

さ　行

最高血圧　75
再構成　91
歳差運動　93
最低血圧　75
再分極　8
細胞外液　9
細胞体　19
細胞内液　9
左脚　52
さざ波　49

左心補助人工心臓　123
撮影装置　102
撮像素子　135
サーフェース　モデル　144
三次元フルカラー動画像　145
酸素　71
サンプリング間隔　37
サンプリング周波数　37

支援機器　184, 188
支援技術　188
磁化　60
時間的加重　29
閾（膜）電位　8
磁気共鳴画像法　93
磁気共鳴現象　93
磁気センサ　60
磁気誘導ループ　190
磁気粒子　60
軸索起始部　29
軸集中　75
シグナル　5
シグマ現象　75
刺激　5
刺激伝導路　52
視差　145
四肢形成不全　198
自助具　191
磁性体　59
姿勢保持機器　193
自然開口部越経管腔的内視鏡手術　155
自走（自操）式車いす　195
持続的気道陽圧法　180
実三次元画像表示　145
シナプス　25
シナプス間隙　25
シナプス後電位　26
シナプス後ニューロン　25
シナプス後膜　25
シナプス小頭　25
シナプス小胞　25
シナプス前ニューロン　25

シナプス遅延　28
社会参加支援技術　3
柔剛可変ガイド管　154, 155
収縮期　51
収縮期圧　75
周波数解析　40
周波数スペクトル　40
周波数分解能　40
終板　30
自由誘導減衰信号　94
就労支援技術　3
手術支援ロボット　148
樹状突起　19
術具カート　152
術者コンソール　152
受動的測定　33
受容体　26
順投影　92
順平行　93
障碍者　181
障碍のあるひと　188
少子高齢社会　1
焦点　146
初期値　92
褥瘡　193
自立意欲　184
自立支援技術　2
シロリムス溶出ステント　160
神経筋接合部　25
神経細胞　6
神経線維　19
神経伝達物質　26
神経末端　25
人工咽頭　197
人工肝臓　130
人工血管　107
人工股関節　150
人工材料　163
人工心臓　120
人工腎臓　125
人工心肺装置　110
人工膵臓　133

人工内耳 197
人工肺 114
人工弁 105
心磁図 60
心臓移植への橋渡し 123
心電図 54, 63
振幅スペクトル 42
振幅特性 44

膵α細胞 133
膵β細胞 133
髄鞘（ミエリン鞘） 19
睡眠時無呼吸症候群 180
スケール効果 83
ずり応力 73
ずり速度 73
ずり粘稠化 73
ずり流動化 73

背上げ機能付ベッド 193
生活支援技術 2
生活支援ロボット 200
生活支援ロボットアーム 200
静止電位 7
静止膜電位 7
生体材料 163
生体磁界 59
生体磁気計測 59
生体磁気信号 59
生体信号 36
生体適合性 169
生体適合性材料 169
生体弁 105
静電アクチュエータ 83
生命支援技術 1
脊髄磁場計測法 69
セグメンテーション 144
赤血球 71
切断 198
セラミックス 166
繊維素原 72
全か無かの法則 8

前希釈法 128
選択励起法 95
全置換型人工心臓 120

装具 194, 199
増高単極肢誘導 55
総シナプス後電位 29
層流 73
測定誤差 33

た 行

体圧 192
帯域除去フィルタ 45
帯域通過フィルタ 44
体外式膜型人工肺 115
体外シャント 127
体外循環装置 110
体腔 135
胎児鏡下手術 138
代謝系 125
体内埋込LVADへの切り替え 124
体内シャント 127
対物レンズ 135
多関節リンク機構マニピュレータ鉗子 153
多孔質膜 115
脱分極 8
縦弾性係数 204
多発性硬化症 197
単一光子放射断層撮影 100
単極胸部誘導 57
単極肢誘導 55
タンパク質 10

逐次近似法 91
中空糸 116
中空繊維型 126
中心電極 55
超音波ドップラ血流量計 77
超音波内視鏡 140
長期在宅治療 124
超伝導量子干渉素子 61
跳躍伝導 22

対消滅　101
対麻痺　194
杖　194

低域通過フィルタ　44
ディジタル信号　37
ディジタルフィルタ　43
ディジタルラジオグラフィ　88
定常流ポンプ　122
低侵襲　76
ティルティング　196
適合度　67
電位依存性 K^+ チャネル　13
電位依存性 Na^+ チャネル　11
電位依存性イオンチャネル　10
電位依存性陽イオンチャネル　10
電位勾配　9
電位差　60
電気化学的勾配　9
電気刺激　6
電磁気現象　59
電磁血流計　76
点字ディスプレイ　197
電磁波　94
伝達関数　44
伝達物質依存性イオンチャネル　26
伝導　20
電動車いす　196
電流アロー図　68
電流源　59
電流双極子　65

糖尿病　133
洞房結節　52
動脈血二酸化炭素分圧　81
動脈硬化性腎動脈狭窄症　158
特性 X 線　87
トロッカ　138

な 行

内視鏡　135
内視鏡操作ロボット　150

ナトリウムイオン　8
軟性内視鏡　135

二酸化炭素（炭酸ガス）　71
二次元レンズアレイ　146
偽の像　146
ニッテッドダクロン　109
乳幼児突然死症候群　205
ニュートン流体　74
ニューロン　19
認知症　184

ネルンストの式　15
粘性　73

脳血管障碍　197
脳性まひ　197
能動的測定　33
濃度勾配　9
脳波　48, 63
脳波図　60

は 行

肺磁図　60
蝿の目レンズ　146
拍動流　75
拍動流ポンプ　120
パクリタキセル溶出ステント　159
白血球　71
パッチクランプ法　10
バリアフリー化　190
パルスオキシメータ　79
パワースペクトル　42
パワースペクトル密度　42
半透膜　14

ピエゾ抵抗効果　83
皮下鋼線腹壁吊り上げ法　139
非観血式　75
非観血式血流計測　76
膝継手　198
非侵襲　76

ヒス束　52
歪みゲージ　206
非ニュートン流体　73
ヒューマンオンチップ　84
標準肢誘導　54
標本化定理　37
疲労　28

フィルタ係数　43
フィルタ補正逆投影法　91
不活性状態　11
腹腔鏡下外科手術　153
腹腔鏡下手術　138
腹腔鏡操作ロボット　152
福祉工学　1, 181
福祉用具　188
輻輳角　146
腹部皮膚　204
腹膜透析法　130
腹膜面持ち上げ法　139
ブドウ糖濃度（血糖値）　133
不分極電極　47
プラズマフェレーシス　132
フラットパネルディテクタ　88
フーリエ級数　40
フーリエの定理　39, 41
フーリエ変換　41
不良設定問題　66
プルキンエ線維　52
分極　7
分極電圧　47

ベアメタルステント　158
平均血圧　75
平衡状態　15
平衡電位　15
閉状態　11
ペースメーカ　51, 117
ヘパリン　126
ヘマトクリット　71
ベンダー　102

房室結節　52
放射性同位体　100
紡錘波　49
ボクセル モデル　144
歩行器　194, 195
歩行補助杖　194
補助肝臓　130
補助人工心臓　120
ボディイメージ　190
ボディオンチップ　84

ま 行

膜型人工肺　115
膜タンパク質　10
膜電位　7
膜分離　125
末梢神経　6
窓関数　41
マンシェット　76
慢性腎不全　127

みかけの粘性　73

無髄神経　20
無髄神経線維　20

や 行

薬剤溶出ステント　158

有効数字　34
有孔性　109
有髄神経　19
有髄神経線維　20
床反力計　204
ユニバーサルデザイン　190

陽電子放射断層撮影　100
余暇支援技術　3
抑制性シナプス　26
抑制性シナプス後電位　26

ら 行

ライトガイド　135
ライフサポートテクノロジー　1
ラブオンチップ　84
乱流　73

リクライニング　196
リニアスキャン　98
瘤波　49
両眼立体視　145
両心補助人工心臓　123

緑内障　197
臨界レイノルズ数　73

レイノルズ数　72,73
連続X線　87

濾過型人工腎臓　127
ロフストランドクラッチ　195
ローラポンプ　111

わ 行

ワイヤフレーム　モデル　144

【監修者紹介】

土肥健純　東京大学　名誉教授／東京電機大学　名誉教授
　　　　　東京電機大学総合研究所 医療・福祉機器開発・普及支援センター　客員教授
　　　　　東都大学幕張ヒューマンケア学部臨床工学科　客員教授

【著者紹介（執筆順）】

第1章	土肥健純	東京大学　名誉教授／東京電機大学　名誉教授
第2章	宮脇富士夫	東京電機大学理工学部理工学科電子工学系　教授
第3章	土井根礼音	東都大学幕張ヒューマンケア学部臨床工学科　助教
第4章	植野彰規	東京電機大学工学部電気電子工学科　教授
	三井和幸	東京電機大学工学部先端機械工学科　教授
第5章	内川義則	東京電機大学　名誉教授
	田中慶太	東京電機大学理工学部理工学科電子工学系　教授
第6章	土肥健純	東京大学　名誉教授／東京電機大学　名誉教授
第7章	荒船龍彦	東京電機大学理工学部理工学科電子工学系　教授
第8章	桑名健太	東京電機大学工学部先端機械工学科　准教授
第9章	鈴木真	東京電機大学システムデザイン工学部デザイン工学科　教授
第10章	矢口俊之	東京電機大学理工学部理工学科電子工学系　教授
	本間章彦	東京電機大学理工学部理工学科電子工学系　教授
	住倉博仁	東京電機大学理工学部理工学科電子工学系　准教授
	土肥健純	東京大学　名誉教授／東京電機大学　名誉教授
第11章	桑名健太	東京電機大学工学部先端機械工学科　准教授
	土肥健純	東京大学　名誉教授／東京電機大学　名誉教授
	廖洪恩	中華人民共和国清華大学医学院生物医学工程系　教授
	小林英津子	東京大学大学院工学系研究科精密工学専攻　教授
	荒船龍彦	東京電機大学理工学部理工学科電子工学系　教授
第12章	平栗健二	東京電機大学工学部電気電子工学科　教授
	大越康晴	東京電機大学理工学部理工学科電子工学系　准教授
第13章	荒船龍彦	東京電機大学理工学部理工学科電子工学系　教授
第14章	土肥健純	東京大学　名誉教授／東京電機大学　名誉教授
	大西謙吾	東京電機大学理工学部理工学科電子工学系　教授
第15章	鈴木真	東京電機大学システムデザイン工学部デザイン工学科　教授

医用工学の基礎

2019 年 3 月 30 日　第 1 版 1 刷発行	ISBN 978-4-501-33320-1　C3047
2023 年 3 月 20 日　第 1 版 2 刷発行	

監修者　土肥健純
　　　　Ⓒ Dohi Takeyoshi et al.　2019

発行所　学校法人 東京電機大学　　〒 120-8551　東京都足立区千住旭町 5 番
　　　　東京電機大学出版局　　　　Tel. 03-5284-5386（営業）03-5284-5385（編集）
　　　　　　　　　　　　　　　　　Fax. 03-5284-5387　振替口座 00160-5-71715
　　　　　　　　　　　　　　　　　https://www.tdupress.jp/

JCOPY ＜（社）出版者著作権管理機構　委託出版物＞
本書の全部または一部を無断で複写複製（コピーおよび電子化を含む）することは，著作権法上での例外を除いて禁じられています．本書からの複製を希望される場合は，そのつど事前に，（社）出版者著作権管理機構の許諾を得てください．また，本書を代行業者の第三者に依頼してスキャンやデジタル化をすることはたとえ個人や家庭内での利用であっても，いっさい認められておりません．
［連絡先］Tel. 03-5244-5088, Fax. 03-5244-5089, E-mail：info@jcopy.or.jp

印刷：(株)真興社　　製本：渡辺製本(株)　　装丁：(株)真興社
落丁・乱丁本はお取り替えいたします．　　　　　　　　　　　　　Printed in Japan